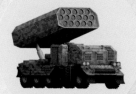

U0341036

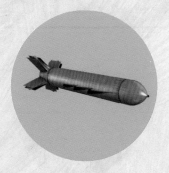

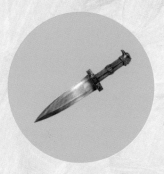

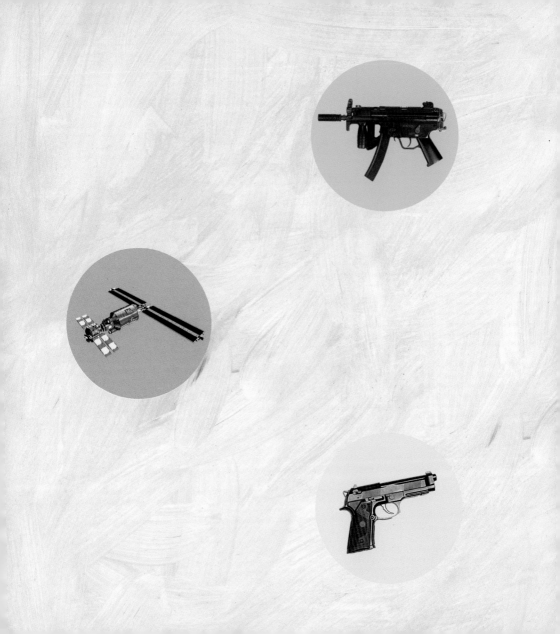

1分钟儿童小百科

武器小百科

介于童书/编著

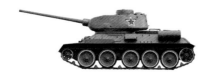

江苏凤凰科学技术出版社·南京

图书在版编目（CIP）数据

武器小百科 / 介于童书编著 . — 南京 : 江苏凤凰
科学技术出版社, 2022.2

（1 分钟儿童小百科）

ISBN 978-7-5713-2406-3

Ⅰ . ①武… Ⅱ . ①介… Ⅲ . ①武器－儿童读物 Ⅳ .
①E92-49

中国版本图书馆 CIP 数据核字 (2021) 第 180070 号

1分钟儿童小百科

武器小百科

编　　　著	介于童书
责 任 编 辑	洪　勇
责 任 校 对	仲　敏
责 任 监 制	方　晨

出 版 发 行	江苏凤凰科学技术出版社
出版社地址	南京市湖南路 1 号 A 楼，邮编：210009
出版社网址	http://www.pspress.cn
印　　　刷	文畅阁印刷有限公司

开　　　本	710 mm × 1 000 mm　1/24
印　　　张	6
字　　　数	150 000
版　　　次	2022年2月第1版
印　　　次	2022年2月第1次印刷

标 准 书 号	ISBN 978-7-5713-2406-3
定　　　价	36.00元

图书如有印装质量问题，可随时向我社印务部调换。

扫一扫 听一听

　　武器是用于攻击的工具，也称兵器。一块石子、一枚弹头，都是武器，区别是威力的大小。人类的武器伴随着战争而出现。

　　古代的匕首、矛、剑、弓箭等被称为"冷兵器"，近现代出现的手枪、火炮、火箭、导弹、核武器及化学武器、生物武器等被称为"热兵器"。

　　《武器小百科》以通俗易懂的语言、高清美观的图片，配上相关的小知识，集知识性、趣味性于一体，向孩子们介绍了61种武器的特点及用途，包括刀枪火炮、车辆舰艇、航空航天器、弹药武器、核武器及新概念武器，描绘了一个充满乐趣的武器家族，帮助孩子在快乐阅读的同时，开阔视野，培养对军事武器的兴趣。

　　打开本书，打开武器世界的大门，探索武器世界的奥秘，让我们一起在武器知识的海洋里遨游吧！

目录

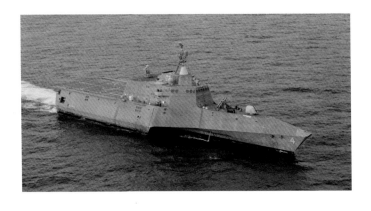

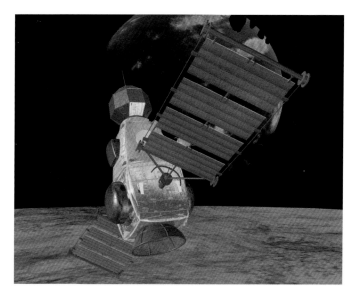

扫一扫 听一听

dāo qiāng huǒ pào

刀 枪 火 炮

匕首、弓箭、中国剑、日本刀、长枪等武器装备不带有火药、炸药或其他燃烧物，可直接对敌人造成伤害，属于冷兵器。手枪、步枪、冲锋枪、迫击炮、加农炮、火箭炮等武器属于热兵器，可凭借火药、激光或相关化学反应提供能量，达到伤害、破坏的目的。

bǐ shǒu
匕首

匕首是中国的一种武术器械，它的形状和古人取食的器具匕类似，所以得名。其外形和剑相似，也叫短剑。匕首短小而锋利，且方便携带，是近身格斗的有效武器。匕首主要有击、刺、挑、抹、剪等用法。历史故事《荆轲刺秦王》就是用匕首进行暗杀的经典例子。

武器小知识

战国时期，燕国太子丹请刺客荆轲去刺杀秦王嬴政。为了能接近秦王，荆轲假借献地图之名去见秦王，并将淬有毒药的匕首藏在地图中。见到秦王后，荆轲将地图展开，拿匕首刺杀秦王，但以失败告终。

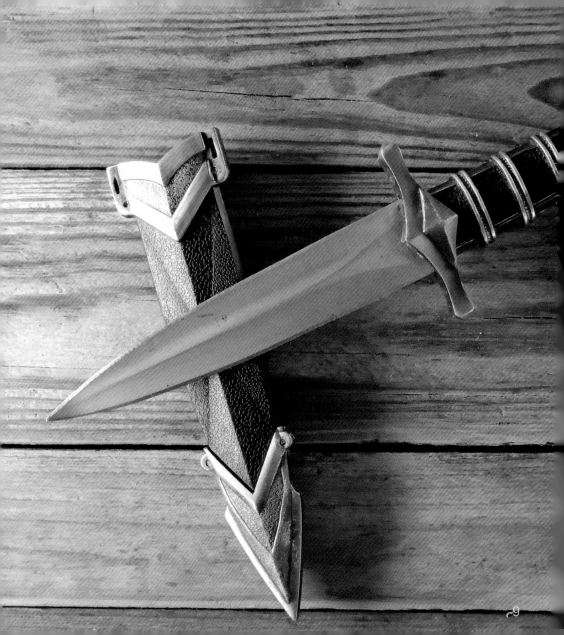

中国剑

中国剑是一种古代兵器，由金属制成，呈长条形，前端尖，双刃，后端有短柄，便于持握，被誉为"百兵之君"。中国剑历史悠久，春秋末年开始流行。精良的宝剑一般出自南方，如吴、越、楚、巴蜀等地。历史上著名的中国剑有干将、莫邪、龙泉、太阿、倚天、纯钧、湛卢、鱼肠、巨阙等。

武器小知识

1965年，在湖北荆州的望山楚墓群中出土了越王勾践剑，该剑通高55.7厘米，宽4.6厘米，刻有"越王勾践，自作用剑"8个鸟篆铭文，青光闪烁，十分锋利，被称为"天下第一剑"，现在陈列于湖北省博物馆。

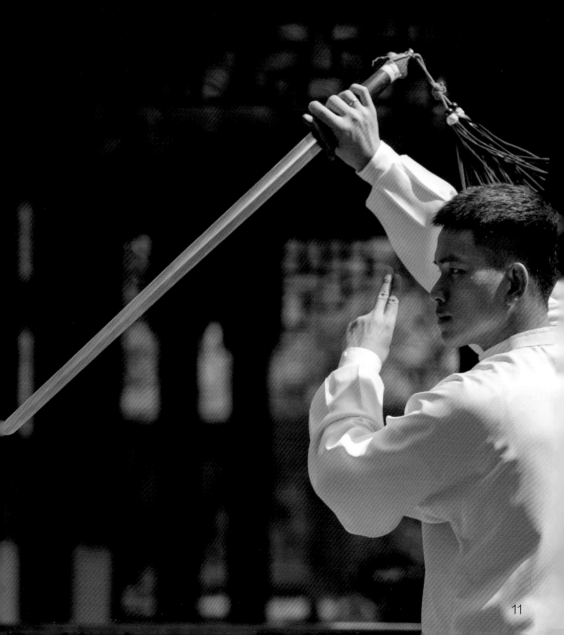

日本刀

日本刀的全称应该是平面碎段复体暗光花纹刃。日本刀造型优美，刀装讲究，不同时期的装饰都不一样，一些名刀被当作艺术珍品收藏。根据形状和尺寸，日本刀可分为太刀、打刀、短刀等。刀柄和刀刃的比例多为1:4，刀柄需双手持握。著名的日本刀有大典太、妖刀村正、影秀、长船等。

武器小知识

村正是日本最有名的日本刀之一，十分锐利。征夷大将军德川家康因为自己的一些亲属死伤于村正，自己也被村正伤了手指，对村正极其痛恨，下令禁止使用村正。村正"邪剑""妖刀"的称号从此便流传开来。

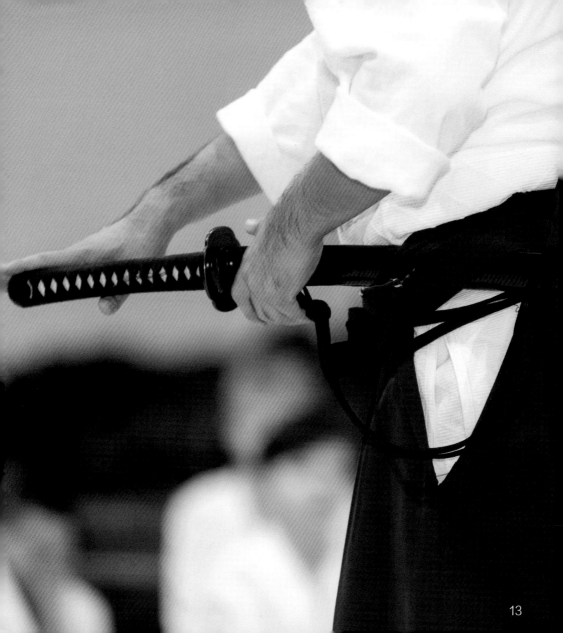

gōng jiàn
弓箭

弓箭是以弓发射的有锋刃的一种远射兵器，是古代军队和猎人使用的重要武器。弓箭在冷兵器时代是很可怕的武器。为了增强箭的杀伤力，后汉时的耿恭发明了"毒箭"。唐朝的箭分为竹箭、木箭、兵箭和弩箭。明清时期出现了"鸣镝"，这是一种在飞行中能发出响声的箭。

武器小知识

传说在远古时期，天空中有10个太阳，森林被烤焦，禾苗被晒干，人间出现了严重的旱灾，人们生活困苦。为了拯救百姓，后羿张弓搭箭，将9个太阳先后射落。最后，天上只留下1个太阳，从此，大地上气候适宜，万物得以生长。

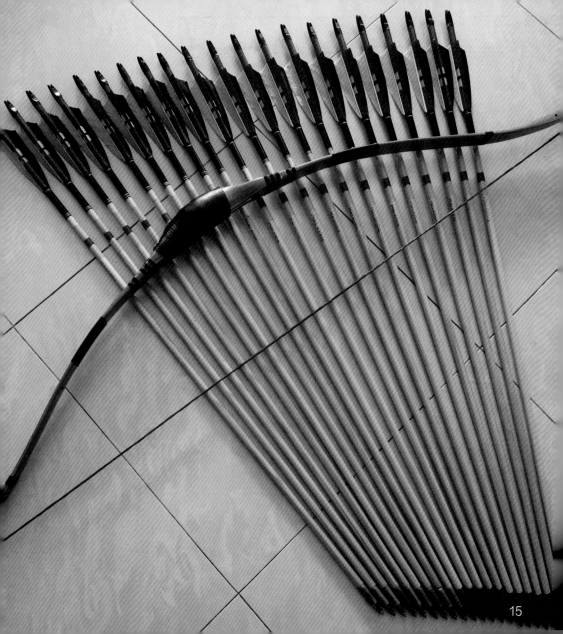

15

长枪 cháng qiāng

长枪是在长柄上装有锐利尖头的兵器，由枪头、枪杆、枪缨和枪镰等组成。长枪是用来战斗格杀的近身兵器，可攻可守，以宋、明两代最流行，广泛用于步兵和骑兵手中。使长枪的名将有童渊、赵云、岳飞、杨再兴等。随着枪术的发展，明清时期形成了杨家枪、少林枪、峨嵋枪和吴家枪这"四大名枪"。

武器小知识

秦良玉是中国战史上的第一位女将军，她率领的白杆兵是以长枪为主要装备的军队。白杆兵因使用白蜡树作柄的长枪而得名。秦良玉率白杆兵在镇压杨应龙之乱、张献忠之乱及抗御后金等战场上屡立战功。

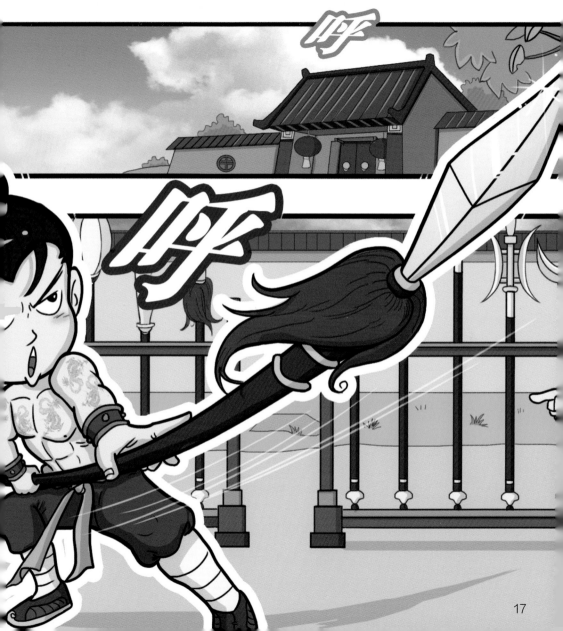

手枪

手枪是一种短枪管武器，有效杀伤距离约为50米，弹匣容量一般为8～15发，通常用于近战和自卫。手枪短小而轻便，携带方便，操作简单，可以突然开火，一直被世界各国军队和警察等大量使用。手枪按用途可分为自卫手枪、冲锋手枪和特种手枪等。现代军用手枪一般是自卫手枪和冲锋手枪。

武器小知识

一家名为"Ideal Conceal"（完美隐藏）的美国公司于2016年3月25日推出了一款"手机手枪"，这款手枪有两支枪管，一共能发射两颗子弹，在"闭锁"时和智能手机十分相似。

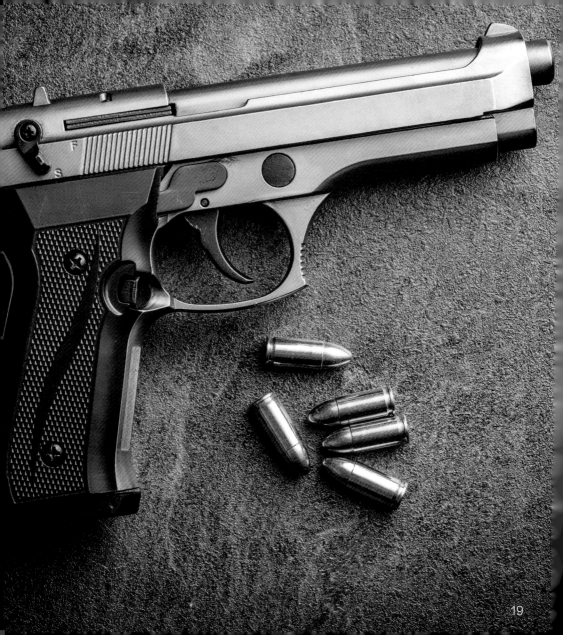

步枪是单兵肩射的长管枪械，主要用于发射枪弹或枪榴弹，有效射程多为400~1 000米，主要用于杀伤暴露的有生目标，也可用刺刀、枪托进行格斗，是现代步兵的基本武器装备。按自动化程度，可分为非自动、半自动和全自动步枪等；按用途，可分为普通步枪、骑枪、突击步枪和狙击步枪等。

武器小知识

95式自动步枪，简称95式，是由中国兵器装备集团公司208研究所研制的一款突击步枪，是中国人民解放军与武警部队的制式步枪之一。该步枪为无托式结构，稳定性好，精确度高，枪身较短，平衡性优良，杀伤力大。

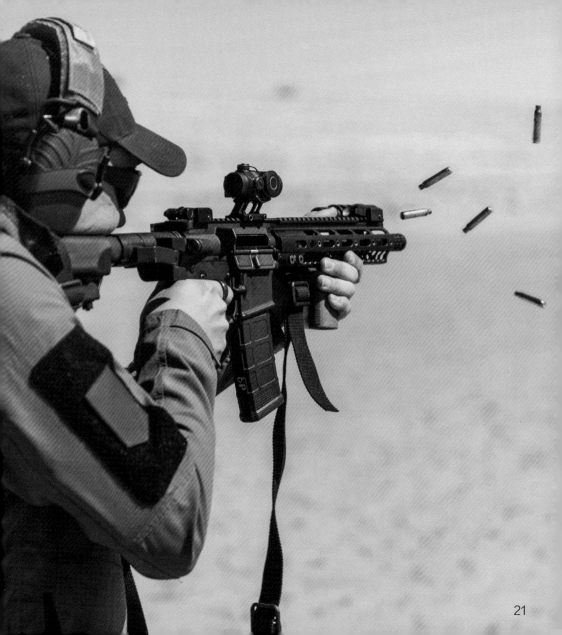

冲锋枪

冲锋枪的威力介于手枪和机枪二者之间，是冲击和反冲击的突击武器。冲锋枪体积小，射速高，火力强大，适用于近战或冲锋，所以得名"冲锋枪"。冲锋枪多用于丛林战、城市巷战等场合，在200米以内有很好的作战效果，在两次世界大战中都发挥了重要作用。

武器小知识

因为恐怖分子多使用火力强大的冲锋枪和突击步枪袭击重要人物，所以保护重要人物的警卫也需要配备火力猛烈的全自动武器，这种武器还应像半自动手枪那样能隐藏在衣服下，便于出入公共场所，著名的MP5K冲锋枪就这样应运而生。

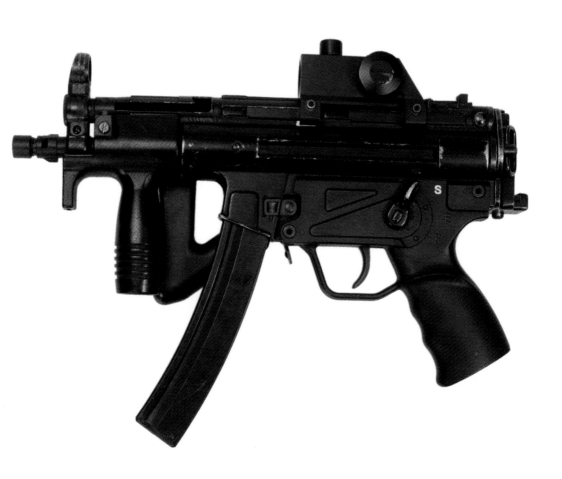

加农炮

加农炮是弹道低伸的火炮，也是进行地面火力突击的主要火炮。加农炮的身管长，初速大，射程远，可直瞄射击，多在攻坚战中使用。中国在20世纪80年代研制了1983年式152毫米加农炮。反坦克炮、坦克炮、高射炮、舰炮等也属于加农炮。加农炮按运动方式和结构，可分为牵引式、自行式、自运式和运载式等。

武器小知识

14世纪出现了一种被称为射石炮的重型加农炮，其炮管较短，发射的石弹重达135千克，要使用大量火药，经常把整个炮管塞满，导致该炮精确度很差。为提高精确度，人们只能将这种炮运到离城墙很近的地方使用。

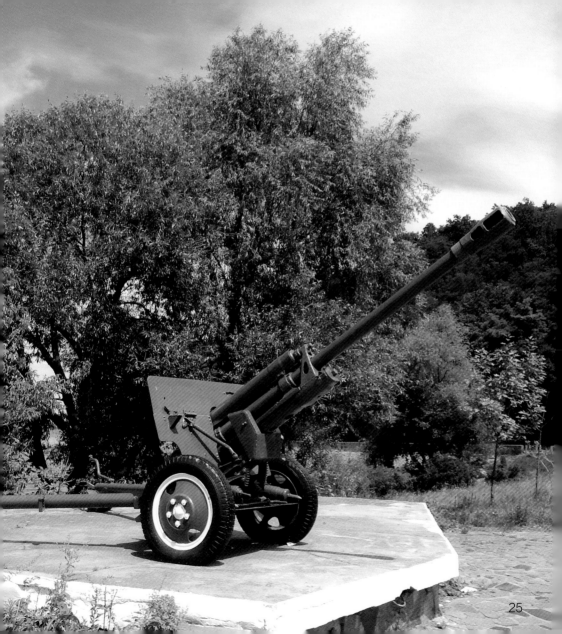

huǒ jiàn pào
火箭炮

火箭炮是一种发射火箭弹的多发联装发射装置,具有发射速度快、火力猛、突袭性好等特点,能在极短时间里发射大量火箭弹,覆盖面积大,多用于远距离和纵深作战。火箭炮按运动方式可分为自行式、牵引式和便携式。进入21世纪后,火箭炮有了新的发展,其性能不断提高,成为现代炮兵的重要组成部分。

武器小知识

中国人民志愿军于1953年7月13日在朝鲜战场发起金城战役,志愿军集中了包括近200门"喀秋莎"火箭炮在内的1 094门火炮,在10秒钟内大约发射了3 000枚火箭弹,并在1个小时内全线突破了敌军的阵地。

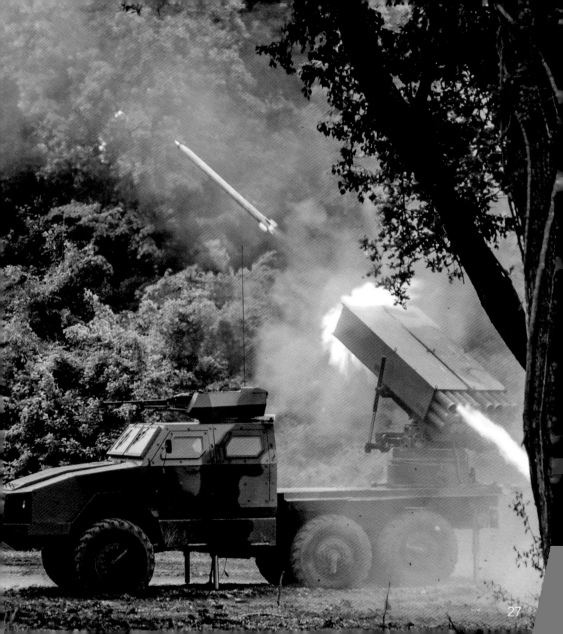

迫击炮

迫击炮是一种曲射滑膛火炮，从炮口填装弹药，以曲射为主。迫击炮的炮身短，射程较近，能射击遮蔽物后方的目标，是步兵极重要的常规兵器。迫击炮自问世以来就被广泛运用于战争，特别是山地战和堑壕战。第二次世界大战期间，苏联装备了34.8万门迫击炮，是当时世界上装备迫击炮最多的国家。

武器小知识

美国在第二次世界大战末期制造的"小大卫"堪称世界上最大的迫击炮，炮筒重65 304千克，口径为91.4厘米，所发射的弹头重约1 700千克。不过，"小大卫"迫击炮从来没有离开过试验场，始终都没有用于实战。

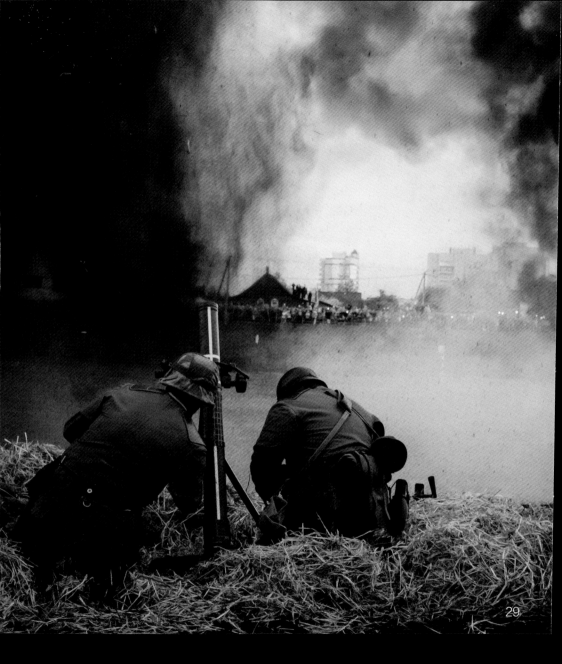

榴弹炮

榴弹炮是一种身管短，初速小，弹丸射角和落角较大，弹道较弯曲的火炮。装药数较多，既可进行低射界射击，也可进行高射界射击，具有较好的火力机动性能。榴弹炮适用于对水平目标及遮蔽物后面的目标进行射击。主要用弹为杀伤弹、爆破弹和杀伤爆破弹，还配有破甲弹、碎甲弹和特种弹。

武器小知识

第二次世界大战时期，参战各国都大量使用了榴弹炮，当时的榴弹炮口径多为122毫米、152毫米，炮身长一般为口径的20~30倍，最大射程可达18千米。

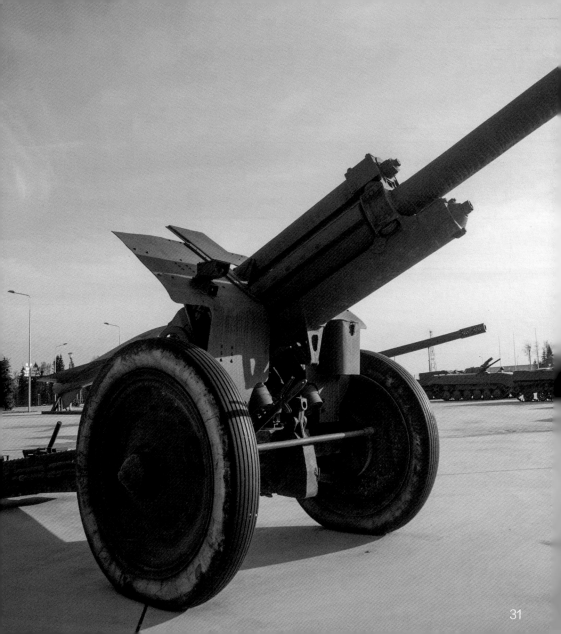

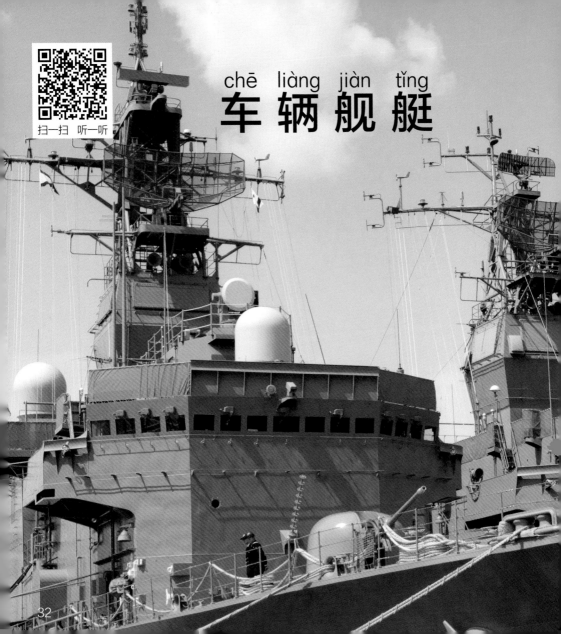

chē liàng jiàn tǐng
车 辆 舰 艇

战斗车辆指配有武器和人员，有一定攻击和防护能力，直接用于作战的车辆。舰艇也称军舰，是一种装备有武器，能在海上执行作战任务的海军船只，是海军的主要武器装备，包括战斗舰艇和辅助战斗舰艇两大类。艇多指排水量500吨以下的水面舰只，舰多指排水量500吨以上的水面舰只。

坦克 tǎn kè

坦克是现代陆上作战的主要武器，是一种履带式装甲战斗车辆，一般装有多门自动武器和一门火炮，有越野能力、突击能力和装甲防护力，主要执行和对方坦克或其他装甲车辆作战的任务，被誉为"陆战之王"。第二次世界大战初期，德国率先大量使用坦克，实施闪击战。

武器小知识

第二次世界大战时，德国虎式坦克火力强大的战车炮让盟军坦克损失惨重。在诺曼底登陆战役中，德军的魏特曼上尉曾经驾驶虎式坦克一共击毁了英军25辆坦克、14辆半履带车和14辆布伦通用载具。

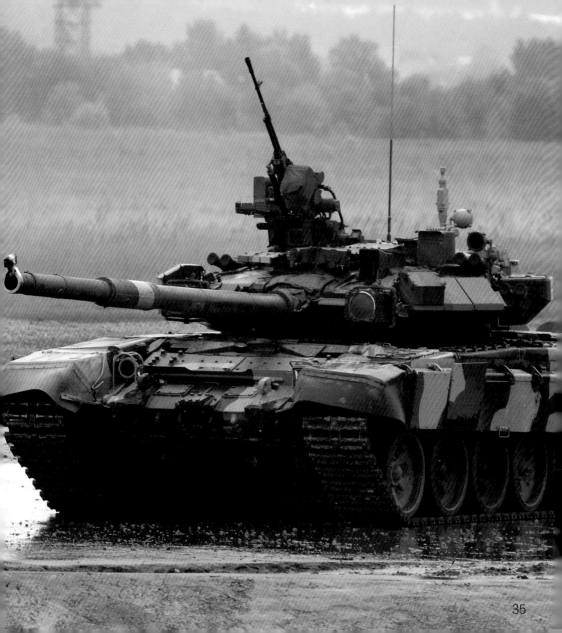

步兵战车

步兵战车是一种装甲战斗车辆，供步兵机动作战用。车上有射击孔，步兵能乘车射击，还装备有火炮、导弹等车载武器。乘员一般为车长、驾驶员和炮手，载员为1个班，共6~8人。步兵战车按结构可分为履带式和轮式两种。它在现代战争中发挥着重要的作用，是不可或缺的军事力量。

武器小知识

步兵战车的装甲较薄，内部空间较大，经过密封，战车可以漂浮在水面上。有的步兵战车里面还专门设置有浮箱，里面填充有特制的塑料，即使中弹倾斜也不会进水，还能在水面继续漂浮。

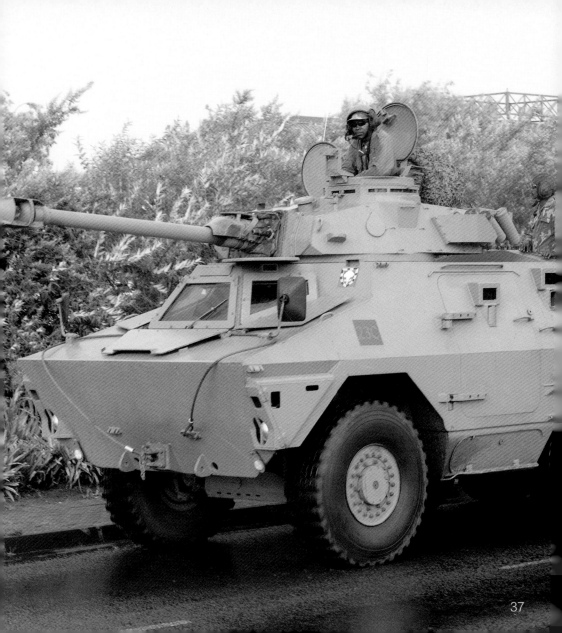

装甲输送车

装甲输送车是一种具有高度机动性和一定防护力，并设有载员舱的轻型装甲车辆，也叫作装甲人员输送车，分履带式和轮式两种类型。主要用于战场输送步兵，有时也运送物资器材，必要时还可参战。它的动力和传动装置位于车体前部，后部为乘载室。乘载室的两侧和后部开有射击孔。车尾有较宽的车门，多为跳板式。

武器小知识

装甲输送车出现于第一次世界大战末期。第二次世界大战期间，德、英、美等国相继装备。中国于20世纪50年代后期开始研制装甲输送车，60年代初装备部队。

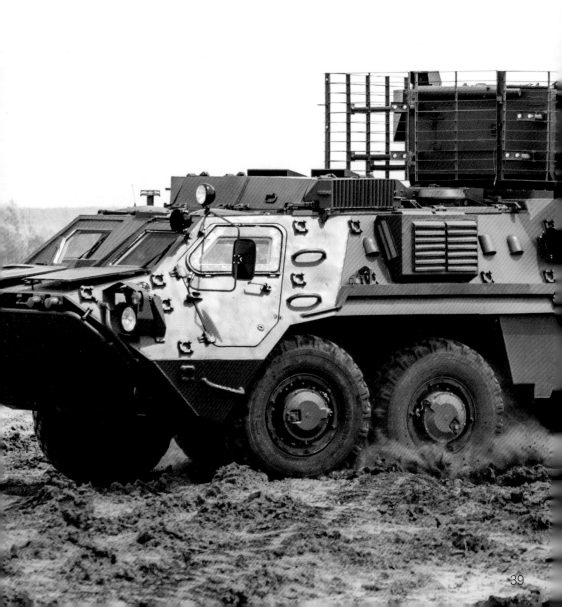

装甲侦察车

装甲侦察车是一种用来执行侦察任务的装甲战斗车辆，车上装有侦察仪器、设备，分履带式和轮式两大类。装甲侦察车机动性、火力和防护性较好。车上装有大倍率光学潜望镜、红外夜视观察镜、热像仪、激光测距仪、侦察雷达和通信设备等。有的车上还装有地面导航装置、红外报警器、核辐射及毒剂探测报警器等。

武器小知识

装甲侦察车的传统功能一直是在主力部队之前侦察并收集有关敌军和前方地形的准确战术信息，将信息发送给指挥官。新一代侦察车通常配有先进的侦察系统，可以把数据实时传递到下一指挥链或高一级指挥层。

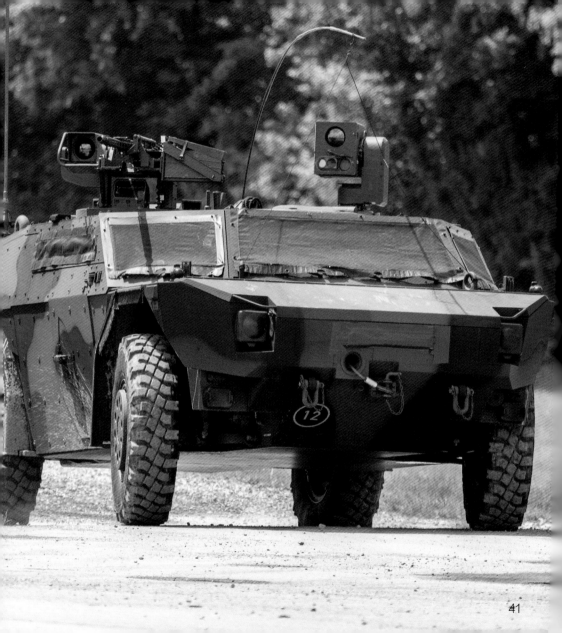

xún yáng jiàn
巡洋舰

巡洋舰属大型水面舰艇，航速较快，火力强大，有多种作战能力，能适应恶劣的气候条件，可为航空母舰和战列舰护航，也可进攻敌军的潜艇和水面舰艇等。第二次世界大战后，巡洋舰逐渐退出大多数国家的海军。美国和苏联曾建造过几级巡洋舰，如美国的提康德罗加级和苏联的基洛夫级。

武器小知识

1948年，中国海军接受了英国海军赠送的一艘轻巡洋舰"重庆"号。这艘巡洋舰原名"黎明女神"号或"曙光"号，是英国在1936年建成的。第二次世界大战中，该舰曾击沉了10余艘敌舰，被誉为"银色鬼怪"。

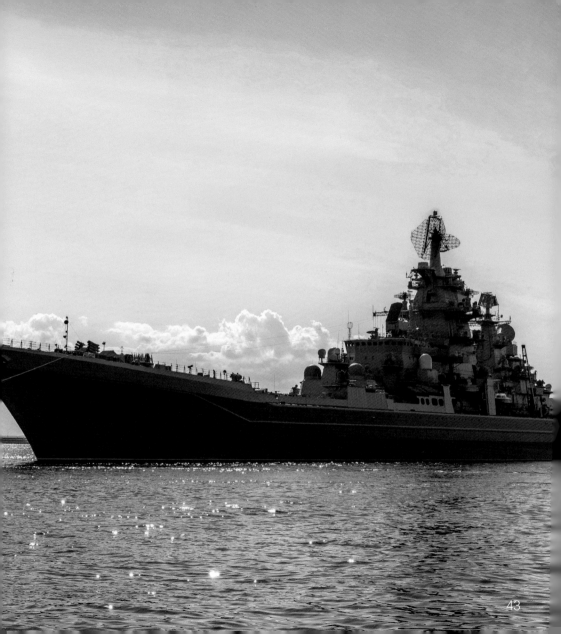

驱逐舰

驱逐舰是以导弹、鱼雷、舰炮为主要武器，有多种作战能力的中型水面舰艇，吨位在1 000吨以上，是海军的重要舰种。1914年，驱逐舰首次在大规模海战中发挥主要作用。现代驱逐舰不仅能担任突击任务，还能承担防空和反潜护卫任务，支援登陆、抗登陆作战行动，被誉为"海上多面手"。

武器小知识

055型驱逐舰是中国新一代大型主战水面舰艇，它的问世对于现今中国海军来说意义非凡，该舰运用了诸多新的技术和设计理念，是中国海军第一款一服役就在平台和设计理念上达到世界先进水平的舰船。

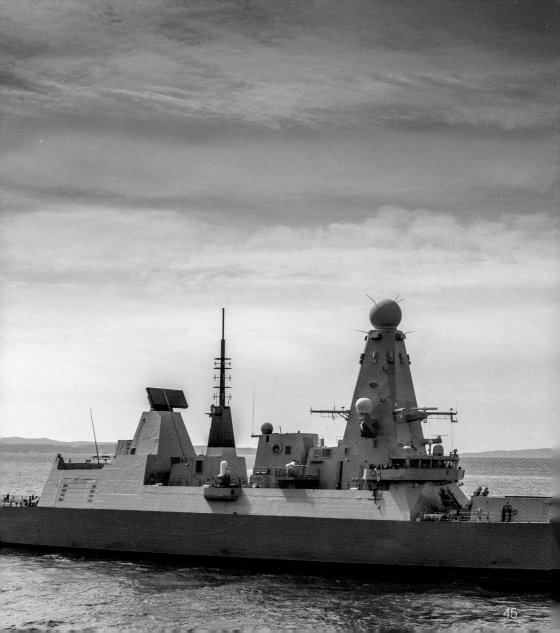

战列舰

战列舰属于高吨位的海军战舰，主要武器为大口径的火炮，装甲防护能力较强，可进行远洋作战。战列舰在一段时间内被称为主力舰，受到很多国家的重视，得到了快速发展，独领风骚。在第一次世界大战中，战列舰出尽了风头。第二次世界大战后，战列舰逐渐退出了历史舞台。

武器小知识

1945年9月2日，日本无条件投降的签字仪式在"密苏里"号战列舰的主甲板上举行，这艘战列舰因此举世闻名。1999年，"密苏里"号战列舰成为博物馆舰，停泊在夏威夷珍珠港，供各国游客参观。

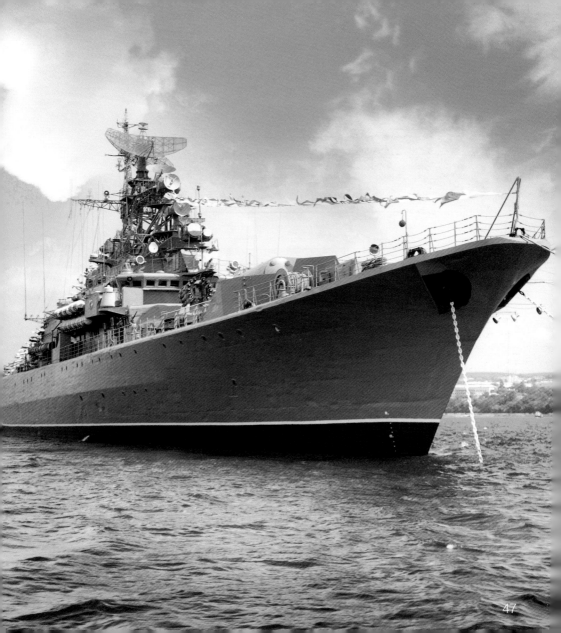

护卫舰

护卫舰属于中小型的战斗舰艇,是海军的传统舰种,在吨位和火力上仅次于驱逐舰。主要武器是舰炮、导弹、深水炸弹和反潜鱼雷、火箭等,可承担护航、反潜、巡逻、警戒等任务。现代的护卫舰满载排水量为2 000～5 000吨,装载有反潜直升机,是一种能在远洋机动作战的中型舰艇。

武器小知识

1984年,英国皇家海军曾计划建造23艘公爵级护卫舰,后来赶上冷战结束,最终只建造了16艘。2005年,英国将3艘公爵级护卫舰低价出售给了智利,并裁减舰队规模,以缓解其国家财政困难。

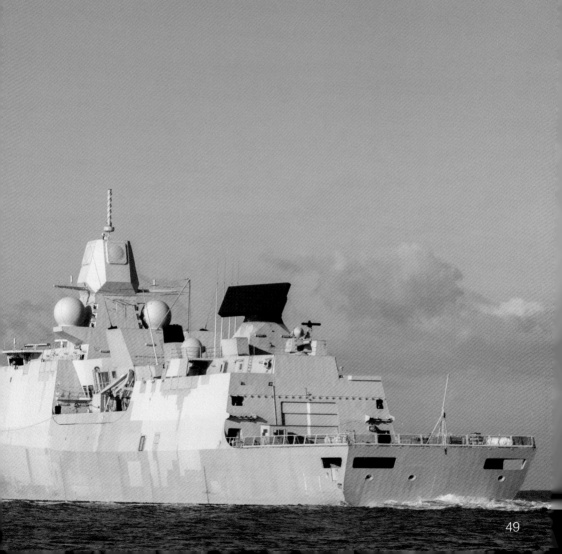

航空母舰

háng kōng mǔ jiàn

航空母舰体积庞大，拥有很大的飞行甲板，能够让舰载机降落和起飞，被誉为"海上霸主"。航空母舰编队集防空、反舰、反潜以及对岸攻击作战能力于一体，是世界上最庞大、最复杂、威力最强的武器之一，也是国家综合国力的象征。第二次世界大战中，航空母舰首次被广泛运用。

武器小知识

"山东"号航空母舰又称001A型航空母舰，由中国自行研制而成，是中国真正意义上的第一艘国产航空母舰。舷号17，全长302.3米，主力舰载机为歼-15战斗机，标准排水量为5万吨。

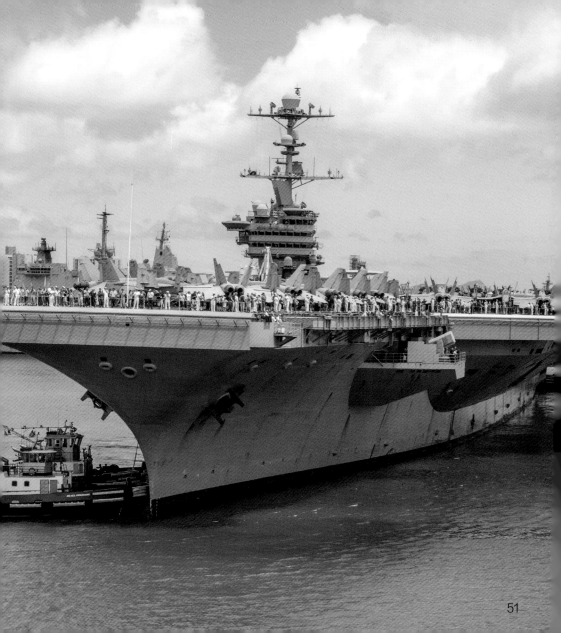

登陆舰艇
dēng lù jiàn tǐng

登陆舰艇也叫两栖舰艇，属于中型舰艇，航速为每小时 20～40 千米，能够运载车辆、坦克、火炮等武器装备和部队进行登陆作战。登陆舰艇诞生于第一次世界大战后期，由英、美两国首先建造和使用。登陆舰艇的类型较多，包括船坞登陆舰、气垫登陆艇、两栖攻击舰、两栖指挥舰、两栖运输舰等。

武器小知识

2009年4月23日，我国自主研发的071"昆仑山"号船坞登陆舰参加了在青岛附近海域举行的中国人民解放军海军成立60周年海上分列式。该登陆舰排水量约为2万吨，是我国海军最先进，也是最大的现代化大型登陆舰。

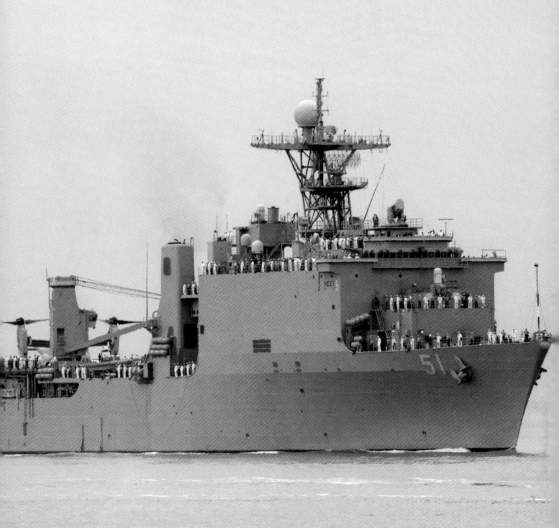

导弹艇是以反舰导弹为主要武器，用于近海作战的小型战斗舰艇，有些导弹艇还加装有舰炮。除了执行攻击任务以外，也可担负巡逻、警戒、反潜、布雷等其他任务。导弹艇吨位小，航速快，机动灵活，排水量一般为数十吨至数百吨，航行速度多为30～40节，可持续航行500～3000海里。

武器小知识

"节"是航海速度单位，符号kn，起源于16世纪后期，据说是一位水手发明了这样一种方法：将系有浮体的绳索用打结的方式分成若干节，根据一定时间拖出的绳索节数来计算船的航速。于是"节"就成为海上船舶航行速度的计量单位。

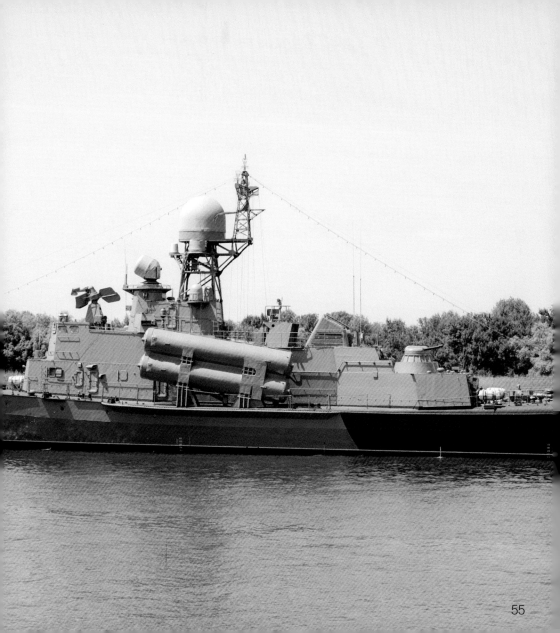

潜艇

潜艇是能够在水下运行的舰艇。潜艇主要由舰体、操纵系统、动力装置、武器系统、导航系统、探测系统、通信设备、居住生活设施等组成。潜艇的种类繁多，按体积可分为大型、中型、小型等潜艇。潜艇是公认的战略性武器，目前，只有中国等少数军事大国能够自行设计和生产。

武器小知识

台风级核潜艇是冷战末期苏联海军最大的弹道导弹核潜艇，也是截至2017年世界最大体积和吨位潜艇纪录保持者。在台风级核潜艇内，三餐都给官兵提供黑鱼子酱、金枪鱼和葡萄酒等，许多官兵十分向往。

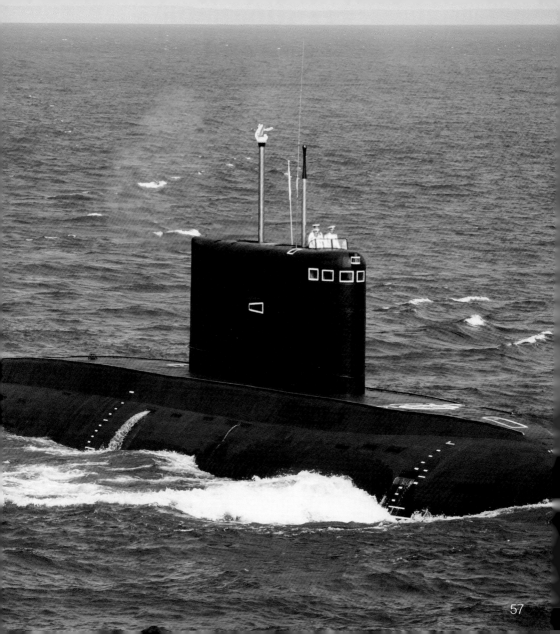

航空、航天飞行器

háng kōng háng tiān fēi xíng qì

扫一扫 听一听

58

在地球大气层内进行可控飞行活动的飞行器称为航空飞行器，包括飞艇、轰炸机、侦察机、无人驾驶飞机等。在大气层外宇宙空间进行航行活动的飞行器称为航天飞行器，包括军事卫星、空间探测器、宇宙飞船、航天飞机等。未来，航空、航天飞行器将在军事领域有着越来越广泛的应用。

轰炸机

轰炸机被誉为"空中堡垒",是空军的代名词,可携带常规炸弹、核弹、核巡航导弹等,专门用于轰炸地面、水面或水下的目标。轰炸机具有载弹量大、航程远和命中精度高等特点。另外,其突击力也较强。可分为战术轰炸机、战役轰炸机和战略轰炸机。轰炸机在第一次世界大战期间发展迅速。

武器小知识

图-95是苏联图波列夫飞机设计局研制的四发远程战略轰炸机。2007年9月,两架图-95轰炸机完成了阿拉斯加、加拿大海岸和北极的穿越飞行任务,飞行时间17小时,航程超过1.3万千米。

歼击机

歼击机多为单座，有速度快、火力猛、机动灵活等特点，是航空兵在空中作战的主要机种。歼击机携带有航炮、空空导弹、激光制导炸弹等，可执行拦截敌方轰炸机群、空中格斗、争夺制空权等任务。第二次世界大战期间，著名的歼击机有美国的P-51、P-47，英国的喷火式和日本的零式等。

武器小知识

F-15"鹰"歼击机是美国研制生产的双引擎、高机动性的空中优势歼击机，是世界上最出色的歼击机之一。在1984年的美国科幻影片《变形金刚》中，红蜘蛛、雷公和天钩人都变形成了F-15"鹰"歼击机。

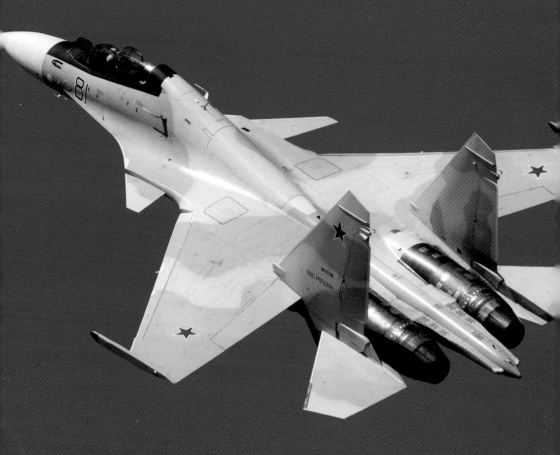

反潜机

反潜机是指载有搜索与攻击潜艇用的装备和武器的军用飞机，特点是速度快、机动、续航时间长，能在短时间内居高临下地进行大面积搜索，并能够很方便地向海中发射鱼雷或投掷反潜炸弹。反潜机可分为水上反潜飞机、岸基反潜飞机和舰载反潜飞机。

武器小知识

SH-3"海王"是西科斯基公司研制的多用途反潜直升机。2012年6月28日，美国总统奥巴马搭乘"海军陆战队一号"专机前往马里兰州贝塞斯达市。这架"海军陆战队一号"是由SH-3"海王"反潜直升机改装而成的，是美国总统的专机。

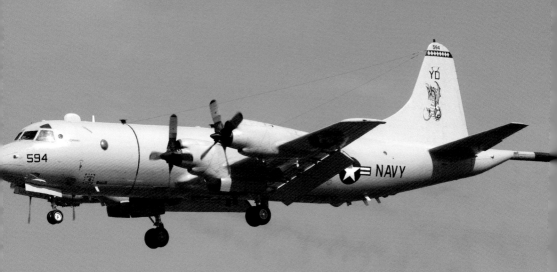

强击机

强击机也叫攻击机，是作战飞机的一种，由德国首先使用，一般用于低空、超低空突击敌军的战术，或用于攻击浅近战役纵深内的目标，直接支援地面部队作战。配备有机炮、炸弹、制导炸弹、空对地导弹等武器，一般在其紧要部位有装甲防护。强-5强击机是中国最著名的强击机，它是我国第一种出口的作战飞机。

武器小知识

中国空军于1950年开始装备强击机。从60年代起，逐步换成自行研制的强-5强击机。它是一种双发动机、单座、中单翼喷气式飞机，最大飞行速度超过音速。装有2门航炮，可挂载多种对地攻击武器。

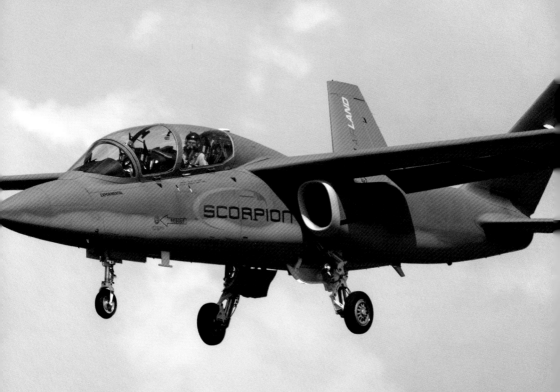

侦察机

侦察机是现代战争中的主要侦察工具之一，载有复杂的航摄仪和电子侦察设备，专门用于空中侦察，获取情报。由于飞机诞生后，最早投入战场所执行的任务就是空中侦察，所以，侦察机是军用飞机大家族中历史最长的机种。侦察机按照任务范围，可分为战略侦察机和战术侦察机。

武器小知识

SR-71战略侦察机绰号为"黑鸟"，飞行侦察高度达25 000米。在实战记录中，没有任何一架SR-71曾经被敌机或防空导弹击落过。在电影《变形金刚2》中，主角"天火"变形后就是一架SR-71"黑鸟"战略侦察机。

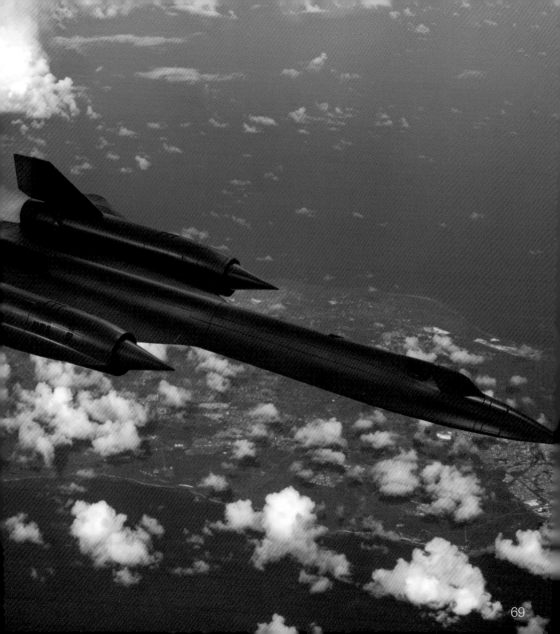

电子干扰机

电子干扰机是带有电子干扰设备，对敌方雷达、无线电通信设备和电子制导系统等实施侦察、干扰或袭击的飞机的总称，它诞生于第二次世界大战的烽烟中。电子干扰机能掩护己方航空兵部队顺利执行截击、轰炸等作战任务，有人将电子干扰机称为战斗机等主战飞机的"保护神"。

武器小知识

电子干扰机执行的任务有远距干扰和近距干扰。前者是指在敌方防空武器有效射程以外的空域对敌方雷达和通信系统进行干扰。后者是指干扰飞机与攻击机群编队直接飞临目标上空，干扰敌方地区警戒雷达和炮瞄雷达。

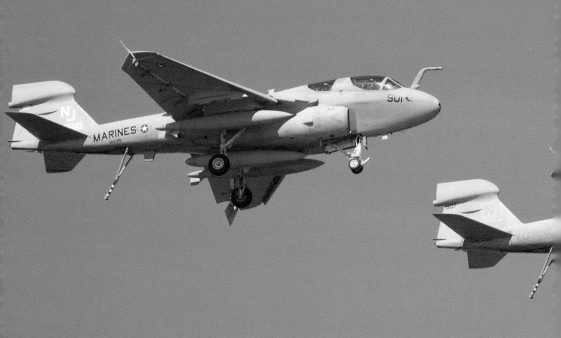

空中加油机

空中加油机是专门为飞行中的飞机补加燃料的军用飞机，多数是由大型运输机或战略轰炸机改装而成的。加油设备一般装在机身尾部，只有少数装在机翼下面的吊舱内，由飞行员或加油员操纵。空中加油机使受油飞机航程增大、续航时间延长，并增加了受油飞机的有效载荷，对提高航空士兵的作战能力有重要作用。

武器小知识

空中加油是提高战机续航能力，扩大战机作战半径的关键。目前掌握空中加油技术的国家不多。轰油-6空中加油机是中国研制的第一款空中加油机，该机由轰-6轰炸机发展而来。

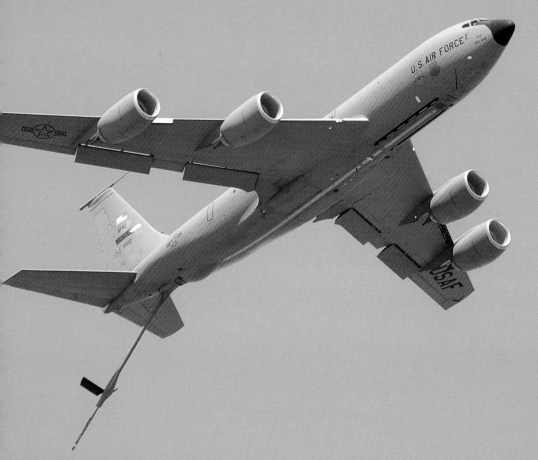

武装直升机

武装直升机是为执行作战任务而研制的直升机，装载有武器，具有速度快、反应灵活等特点，可分为专用型和多用型，也可分为普通武装直升机、隐身直升机和高速武装直升机。武装直升机是继火炮、坦克、导弹后的又一种重要常规武器，可对各种地面目标和超低空目标实施精确打击。

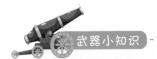

武器小知识

1993年10月3日，美军的两架"黑鹰"直升机在索马里被当地武装人员用RPG火箭筒击落，这一事件被拍成电影名为《黑鹰坠落》。

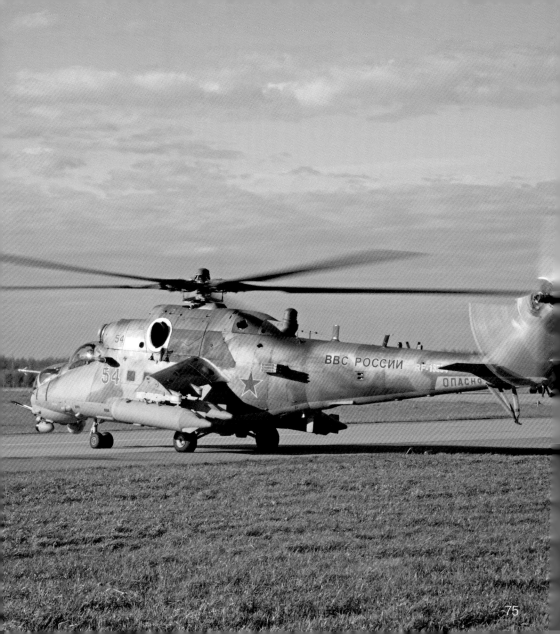

无人驾驶飞机

无人驾驶飞机指的是利用无线电遥控设备、自备程序控制装置操纵的不载人的飞机。和载人飞机相比，它有体积小、造价低、使用方便等优点，能完成有人驾驶飞机不宜执行的任务，军事应用范围较广。无人机可以作为靶机，也可以作为侦察机、电子对抗飞机、对地攻击机或取样机等，被誉为"空中多面手""空中骄子"。

武器小知识

无人驾驶飞机可从地面滑跑起飞，可以利用助推火箭从发射架上起飞，可以通过起飞车滑行起飞，还可以由载机空投或直接起飞。无人驾驶飞机有一次使用的，也有多次使用的。多次使用的无人驾驶飞机，可自动着陆，或用降落伞回收。

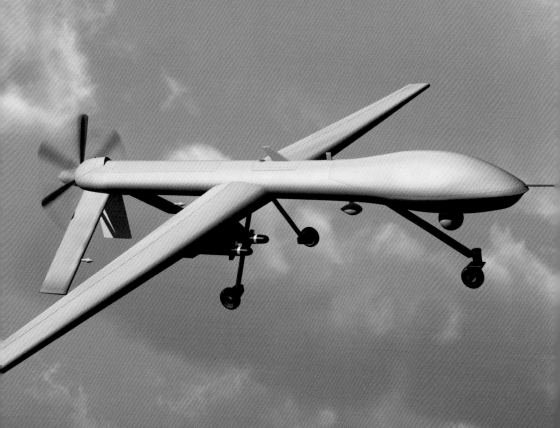

军事卫星

军事卫星是指专门用于各种军事目的的人造地球卫星，也是发射时间最早、发射数量最多的人造地球卫星之一，目前已成为一些军事大国现代作战指挥系统和战略武器系统的重要组成部分。按用途，军事卫星可分为侦察卫星、军用通信卫星、军用测地卫星、军用导航卫星及预警卫星等。

武器小知识

美国是世界上最早部署国防卫星系统的国家。从1962年到1984年，美国先后部署了68颗三代国防通信卫星，使军队指挥可以做到"运筹帷幄，决胜千里"。

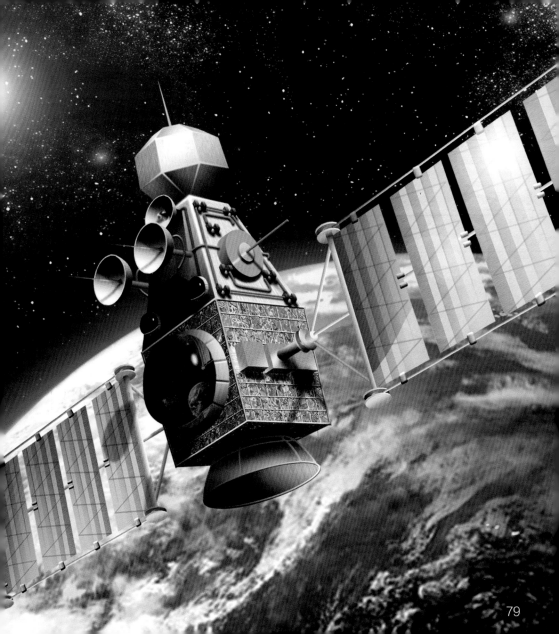

宇宙飞船

宇宙飞船是一种航天器，可运送航天员和货物到达太空并安全返回。飞船上不仅有一般人造卫星具有的基本系统设备，还有生命维持系统、回收登陆系统及重返地球的再入系统等。宇宙飞船可用于天文、地理、生物医学等研究，未来还很有可能成为完成反卫星和军事侦察等任务的武器。

武器小知识

"阿波罗号"飞船是美国实施载人登月过程中使用的一种宇宙飞船。"阿波罗11号"飞船在1969年7月20-21日第一次实现了人类登陆月球的理想。美国此后6次发射"阿波罗号"飞船，共有12名航天员成功登陆了月球。

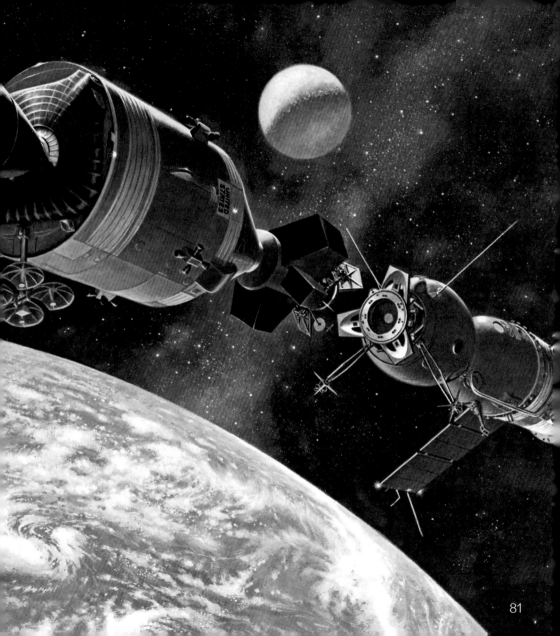

航天飞机

航天飞机是一种有人驾驶的新型多功能航天飞行器，兼具飞机和航天器的性质，可重复使用，在太空和地面之间往返。航天飞机使人类能够自由进出太空。但航天飞机不仅仅是一种空间运输工具，它在军事应用上有着巨大的潜力，也是一种载人航天兵器。

武器小知识

航天飞机在军事领域的应用包括：在空间发射和布放通信卫星、导航卫星、侦察卫星和反卫星卫星；维修和回收卫星；攻击或捕获敌方卫星；实施空间救生和支援；进行空间作战指挥和发射轨道武器等。

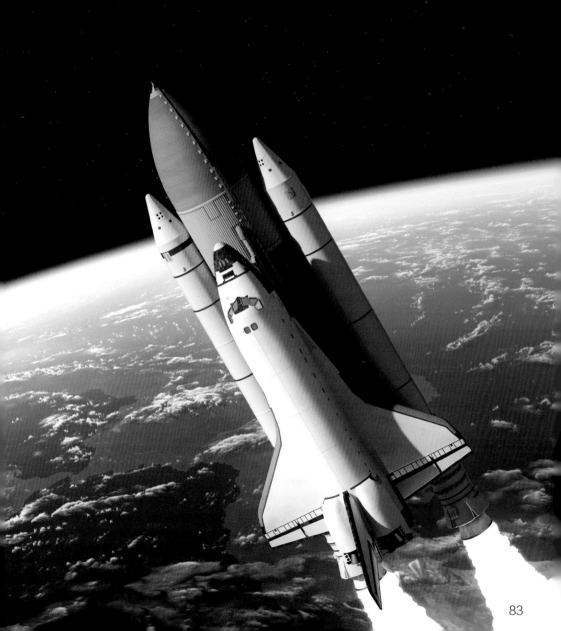

扫一扫 听一听

弹药武器

弹药是含有火炸药或其他装填物的军械物品，是武器系统中的核心部分，爆炸后可以对目标起到毁伤作用，同时也能完成其他战术任务。弹药包括枪弹、炮弹、手榴弹、水雷、地雷、火箭弹、导弹、鱼雷、航空炸弹等。按投射方式，可分为射击式弹药、自推式弹药、布设式弹药及投掷式弹药等。

xiàng pí zǐ dàn
橡皮子弹

橡皮子弹的弹头是用有一定硬度的橡皮制成的，有缓冲作用。橡皮子弹在近距离发射时，会对目标的表面造成伤害，不会穿透目标身体，杀伤力较小，精准度较高，多用于防暴、驱散人群。橡皮子弹有一定的危害性，如果使用不当，也会致命。因此，应谨慎使用橡皮子弹。

武器小知识

以色列过去是最喜欢使用橡皮子弹维护治安的国家。据统计，1987-1993年，以色列至少有60人死于橡皮子弹，2000-2005年有15人死于橡皮子弹。后来以色列便弃用橡皮子弹，开始使用更加安全的沙弹。

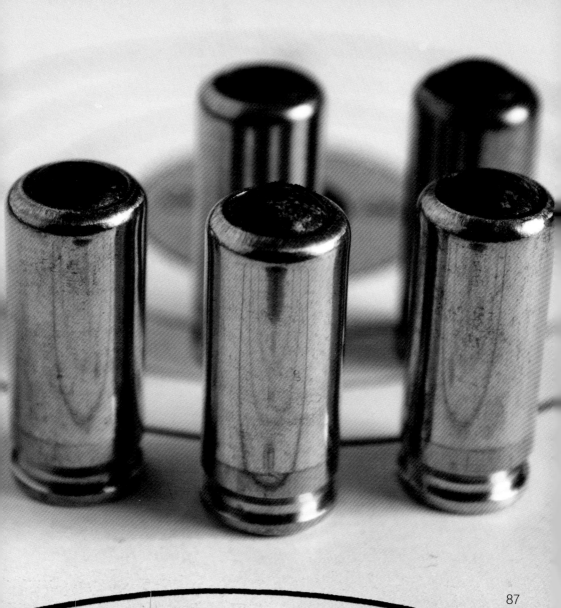

火炸药

火炸药是具有爆炸性的物质，能够快速发生化学反应，释放出足够的热量和气体。黑火药是中国古代的四大发明之一，也是最早的火炸药。现代的火炸药出现于19世纪后半期。按照用途，火炸药可以分为起爆药、猛炸药和发射药。火炸药在修水坝、通河道、开山路、凿隧道方面使用较多。

武器小知识

19世纪60年代，诺贝尔在法国制成了达纳炸药。1872年，诺贝尔又成功制出一种树胶样的胶质炸药——胶质达纳炸药。1887年，诺贝尔制成更加安全而廉价的特种达纳炸药，因此他被誉为"现代炸药之父"。

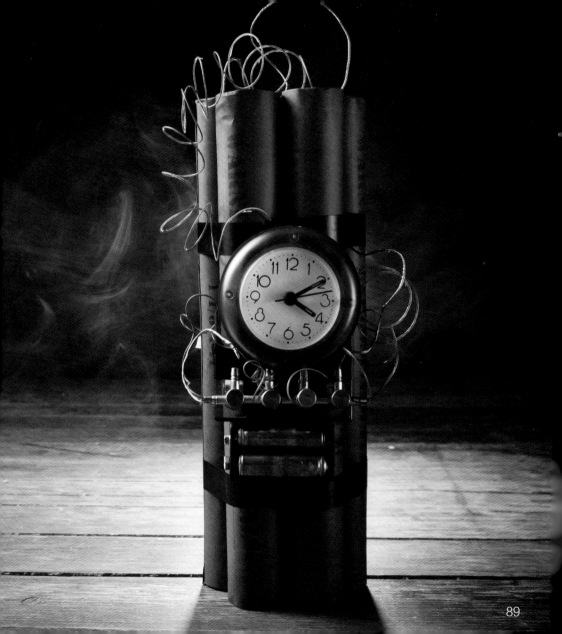

催泪瓦斯

催泪瓦斯属于特殊的非致命化学武器，以喷射或手榴弹形式发射，施放后能够快速、大范围扩散，对人的眼睛、皮肤造成强烈刺激，严重时还会引起窒息，使进攻者暂时失去战斗力，在第一次世界大战时广泛用于实战。催泪瓦斯多用于装备警察等执法部门，以驱散示威者，镇压暴乱。

武器小知识

1955年开始的美国和越南的漫长战争，引发美国各地民众反战示威游行。1969年10月15日，美国有百万人组织参与停战罢工的示威活动，时任加州州长的罗纳德·里根命令国民警卫队使用直升机释放催泪瓦斯以驱散示威人群。

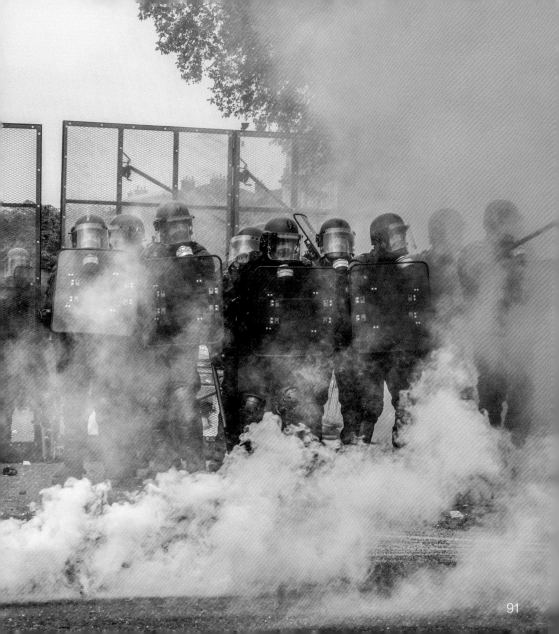

闪光弹

闪光弹是手榴弹的一种，是一种轻型非致命武器，它以强光影响目标的视觉功能。闪光弹被投掷后，在几秒内会发射刺眼的强光，能使被攻击目标暂时性失明，失去反抗能力，可用于快速消灭房屋内的敌人。目前，闪光弹常被应用于特种警察拯救人质等事件。

武器小知识

美军的M84闪光弹在投掷后几秒钟内能产生600万～800万坎的强光，同时在1.5米的半径范围内可产生170～180分贝的噪声，能够对目标人群造成5～10秒的短暂性失明及耳鸣现象，严重时会造成目标人群内耳损伤。

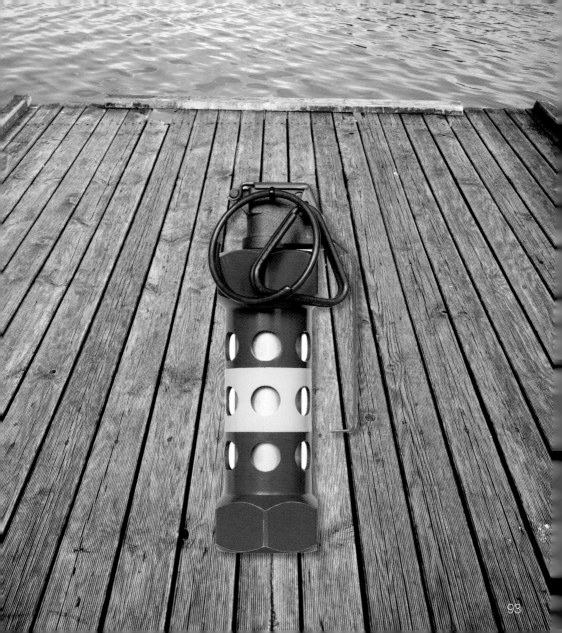

枪弹

枪弹是从枪管内发射的弹药，能让目标直接遭受损害。枪弹是各类武器中使用最广、消耗最多的一种弹药。第二次世界大战促进了大口径机枪用穿甲弹、燃烧弹、穿甲燃烧弹、爆炸弹的发展。近几十年来，各国的枪弹发展迅速，出现了双头弹、箭形弹、无壳弹、火箭枪弹等。

武器小知识

双头弹是将两个弹头串联组合在一起，以提高命中率的枪弹。双头弹射程较近，在100米的射程范围内使用最佳。由于制造工艺复杂、装配难等原因，目前只有中国、美国、俄罗斯等少数几个国家使用。

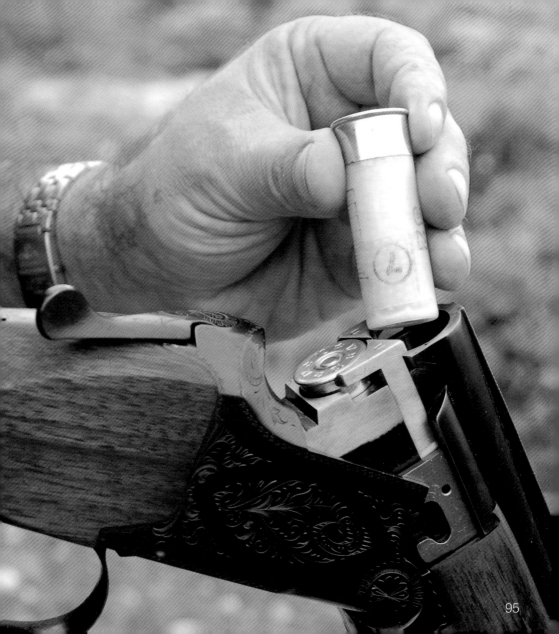

手榴弹

手榴弹是一种用手投掷的弹药,可攻可防,也是种类繁多、使用较广、用量较大的一种弹药。手榴弹具有体积小、质量轻,携带和使用方便等优点,曾经在很多战争中都发挥过重要作用。第一次世界大战中,手榴弹被各国军队广泛使用。第二次世界大战期间,手榴弹迅速发展。

武器小知识

抗日战争时期,中国军队由于步兵射击火力不足而大量使用手榴弹。据统计,中国军队在抗战期间总共使用了约3 000万枚手榴弹。七十四军炮兵团三营士兵李志忠曾用14枚手榴弹炸死70多名日军。

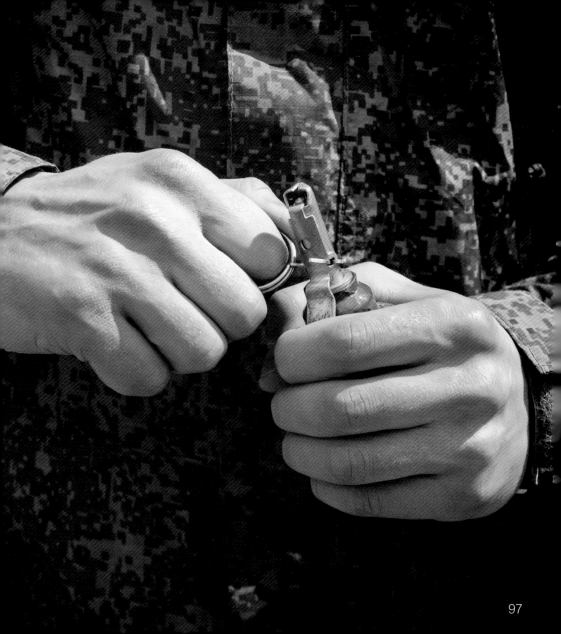

地雷

地雷是一种价格低廉的爆炸性火器。地雷容易制造，且多在地面下布设，能布置很大的范围，以阻止、杀伤敌人。19世纪中叶后，地雷开始向制式化、多样化方向发展。目前，世界上有350多种地雷。地雷埋在地下50年后还有杀伤力，因此，国际公约已全面禁止使用地雷。

武器小知识

中国明代文献详细记载了多种地雷，可见当时中国的地雷已具有一定的水平。1580年，明代名将戚继光在蓟州驻防时曾制造了一种"钢轮发火"地雷，在敌人踏动机索时，钢轮转动，火石快速摩擦发火，从而使地雷爆炸。

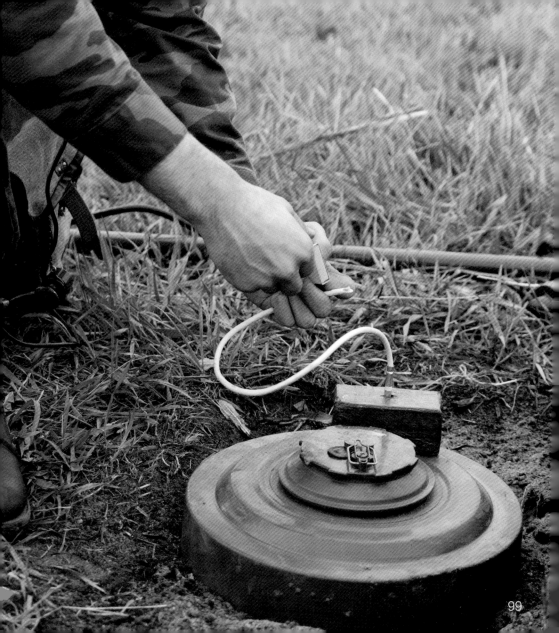

炮弹

炮弹是指利用火炮发射，口径在20毫米以上的弹药，可用于杀伤、爆破等。根据装弹方法，炮弹可分为定装弹、分装弹两种。一般的地面身管火炮常用的弹药包括高爆弹、燃烧弹、穿甲弹、榴弹等，特殊弹药包括子母弹、宣传弹、毒气弹及核弹等。21世纪战场的新炮弹有制导炮弹、诱饵炮弹等。

武器小知识

制导炮弹堪称炮弹和导弹的"混血儿"。它由火炮发射，却可以像导弹那样捕捉目标，当炮弹飞到目标的上空时会自动寻找攻击目标。它的电子设备好像炮弹的"大脑"，能让炮弹准确进行跟踪并击中目标。

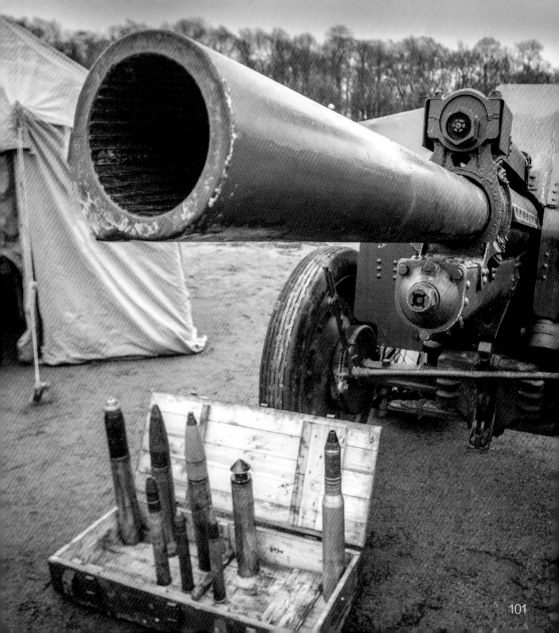

水雷

水雷是一种在水中布设的爆炸性武器，可以由舰船的机械碰撞或水压等引起爆炸，可攻可守，不仅能封锁敌方港口或航道，还能保护己方的航道和舰艇。水雷价格低廉，破坏力大，布放简便，不易被发现，扫除较困难，被称为"穷国的武器"。按照布设后的状态，可分为漂雷、锚雷和沉底雷。

武器小知识

美国独立战争中，北美人民为攻击在费城特拉瓦河口停泊的英国军舰，用火药和机械击发引信在小啤酒桶里制成水雷，让其顺河水漂下。这种"水雷"被英国水兵捞起时发生爆炸，炸死、炸伤了一些人，这个事件后来被称为"小桶战争"。

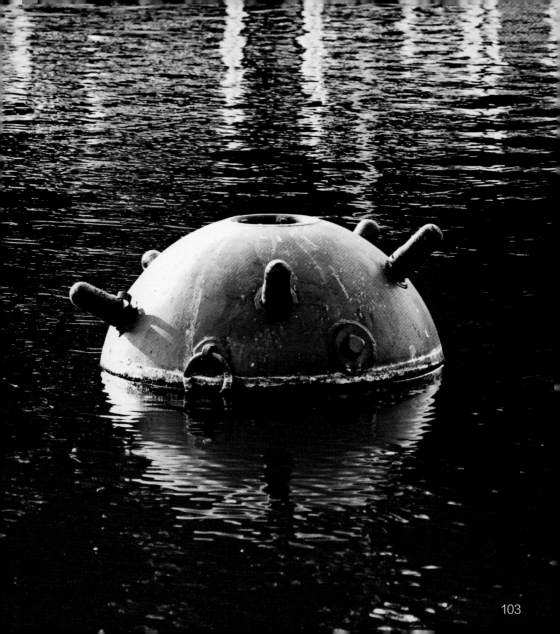

火箭弹

火箭弹是一种靠火箭发动机推进的弹药，主要用于杀伤、压制敌方有生力量，破坏工事及武器装备等。按飞行稳定方式可分为尾翼式火箭弹和涡轮式火箭弹。20世纪20-40年代，德、美、苏等国都研制并发展了火箭弹。火箭弹的发射装置有火箭筒、火箭炮、火箭发射架和火箭发射车等。

武器小知识

提起"喀秋莎"，一些人可能会想到那首成名于第二次世界大战时期，鼓舞苏联红军英勇反击法西斯的名曲。"喀秋莎"BM-13系列火箭炮也成名于苏德战场，它是苏联战士特别喜爱的一种武器。

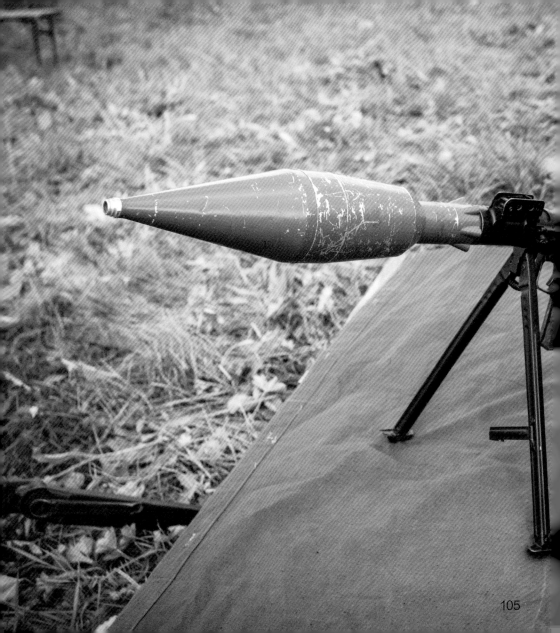

航空炸弹

航空炸弹指的是从航空器上投掷的一种爆炸性武器，可直接摧毁或杀伤目标，在第一次世界大战的战场上被普遍使用，各国的作战飞机都装备了航空炸弹。航空炸弹在第二次世界大战期间发展迅速，出现了子母炸弹、穿甲炸弹和凝固汽油燃烧弹等类型。

武器小知识

"高脚杯"炸弹是第二次世界大战中英国研发的一种巨型航空炸弹，由巴恩斯·沃利斯爵士带领团队研发，因弹体外形酷似一只高脚杯而得名。英国空军曾用该炸弹击沉德国"提尔皮茨"号战列舰。

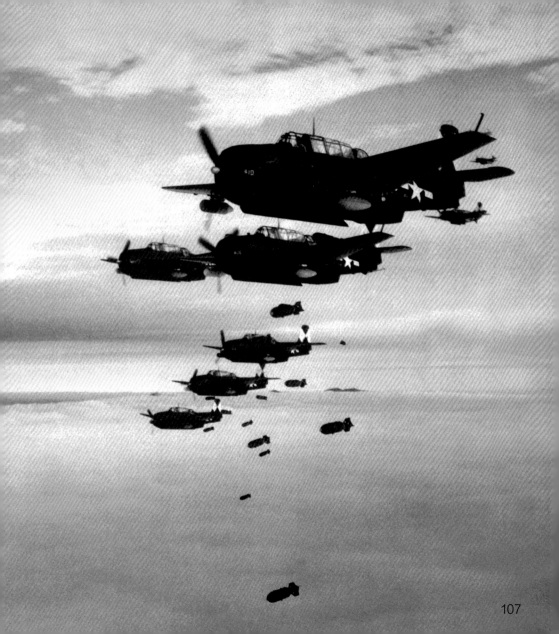

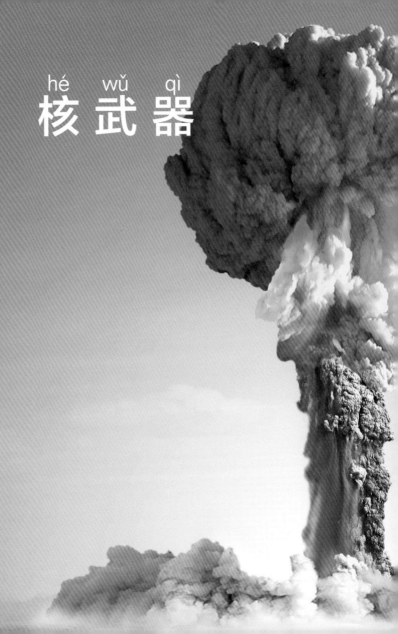

核武器也被称为核子武器或原子武器，指的是与核反应有关的武器，如氢弹、原子弹、中子弹、三相弹、冲击波弹等，其杀伤力和破坏力极强。广义的核武器一般指由核弹、发射系统、指挥控制系统、通信系统等组成的核武器系统。中国、美国、俄罗斯、英国和法国是核武器的合法拥有国家。

原子弹

原子弹是具有大规模毁伤破坏效应的武器，利用能自持进行的原子核裂变或聚变反应瞬间释放出巨大能量，并发生爆炸，是人类有史以来发明的威力最大的武器，主要包括核裂变武器和核聚变武器。核武器对现代战争的战略战术产生了重大影响。1945年7月16日，美国成功爆炸了世界上第一颗原子弹。

武器小知识

1964年10月16日，中国自行制造的第一颗原子弹在新疆罗布泊爆炸成功，这是中国在国家国防和科学技术方面取得的一次重大突破。原子弹的成功爆炸，打破了超级大国的核垄断和核讹诈，提高了中国的国际地位。

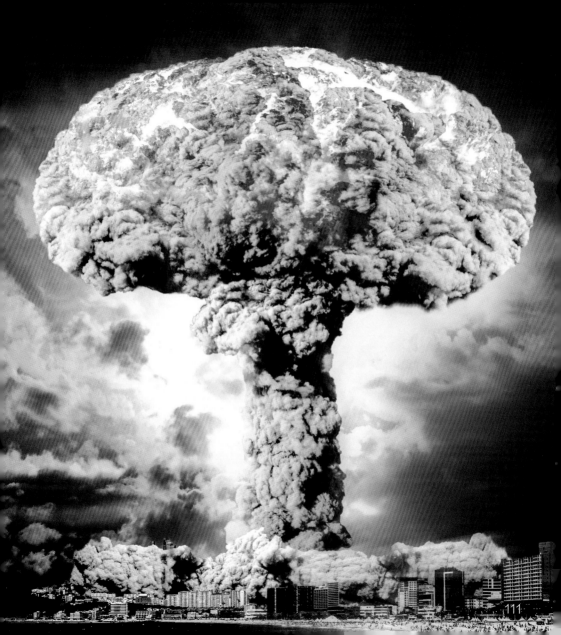
111

氢弹

氢弹主要是利用氢的同位素氘和氚的核聚变反应释放出来的巨大能量，进行杀伤和破坏，属于大规模杀伤性武器。氢弹和原子弹相比，单位杀伤面积的成本低，威力更大。从20世纪50年代初至60年代后期，美国、苏联、英国、中国和法国先后成功研制出了氢弹，并用其装备本国部队。

武器小知识

1961年10月，苏联在新地岛的氢弹核试验是目前世界上最大、最剧烈的一次核爆炸，爆炸形成了一个高达70千米的红彤彤的蘑菇火云，4 000千米范围以内的所有的飞机、导弹、雷达等设备都受到了不同程度的影响。

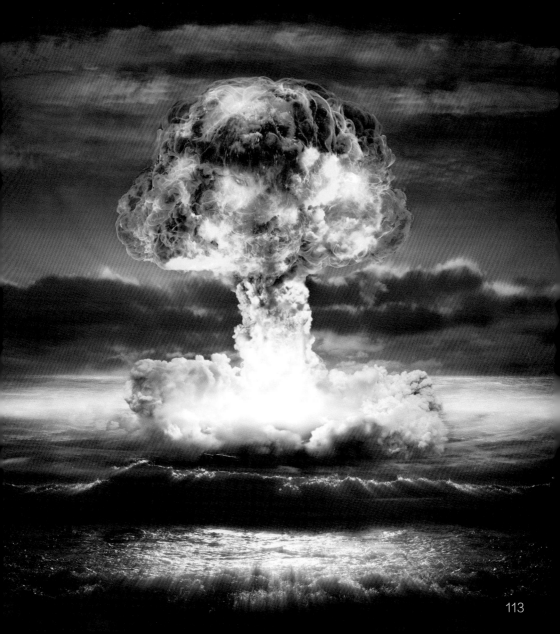

中子弹

中子弹属于第三代核武器，是特种战术核武器，以高能中子辐射、强穿透力为主要杀伤力，爆炸波效应减弱，辐射增强。中子弹会对敌方人员造成杀伤效果，对建筑物和设施破坏很小，也不会导致长期的放射性污染，所以被称为"最干净的核武器"。一些军事家将它称为战场上的"战神"。

武器小知识

1981年，美国总统里根下令生产"长矛"导弹的中子弹弹头和203毫米榴弹炮的中子炮弹。203毫米榴弹炮的中子炮弹重约98千克，长109厘米。到1983年，美国军方总共生产了945枚带中子弹弹头的"长矛"战术导弹。

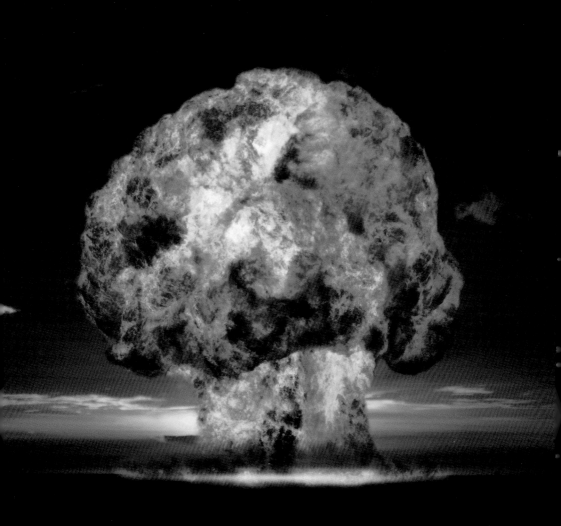

冲击波弹

冲击波弹是一种小型氢弹，以冲击波为主要杀伤破坏力，属于第三代核武器。冲击波弹在爆炸时，增强了冲击波效应，同时削弱了核辐射效应，杀伤破坏作用和常规武器类似。可用于攻击地面装甲车队、集结部队、交通枢纽等。部队在冲击波弹爆炸后可迅速进入爆炸区，投入战斗。

武器小知识

1956年，美国便进行了降低放射性沉降的氢弹试验。1980年，美国宣布已经成功研制出了冲击波弹，其当量为10~1 000吨级。

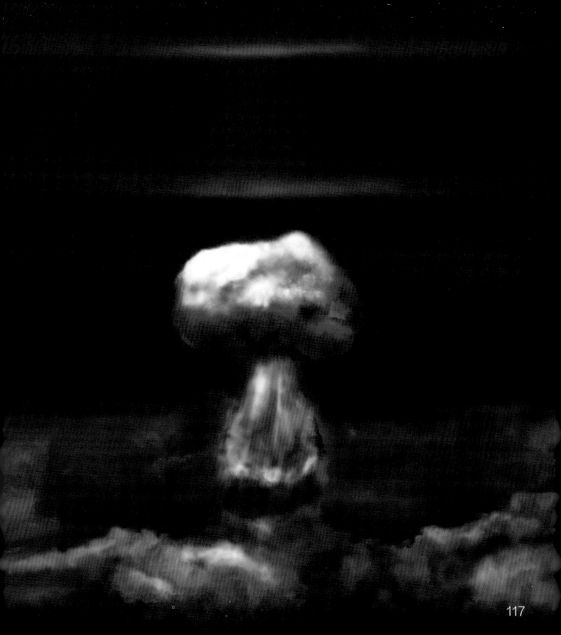

电磁脉冲炸弹

电磁脉冲炸弹上的电波发射器能在十亿分之一秒的时间内放射出数十亿瓦功率的微波，能穿透地下防御工事，摧毁敌方的指挥、控制和通信用电子设备及计算机系统等，但不会伤害到人，是介于常规武器和核武器之间的新型大规模杀伤性炸弹，号称"第二原子弹"，也是21世纪规模最大的破坏性武器。

武器小知识

电磁脉冲炸弹在日本动画片《机动战士高达Seed》中是让地球联合军部队失去战斗力的EMP炸弹。在电影《黑客帝国》中，人类对抗章鱼机械的最后武器也是电磁脉冲炸弹。

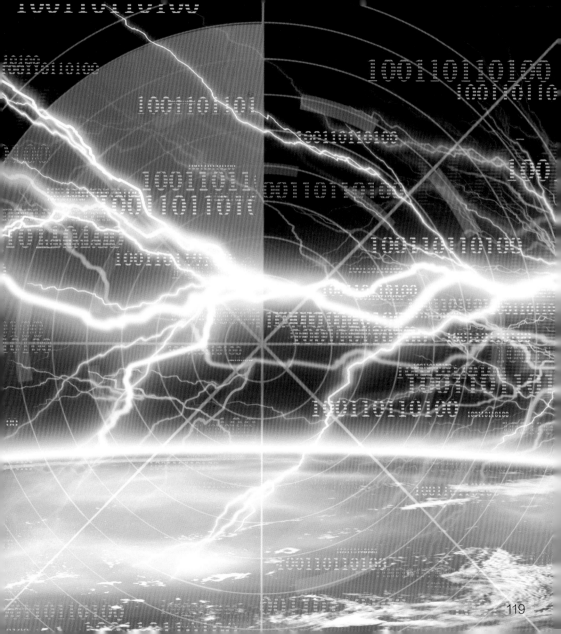

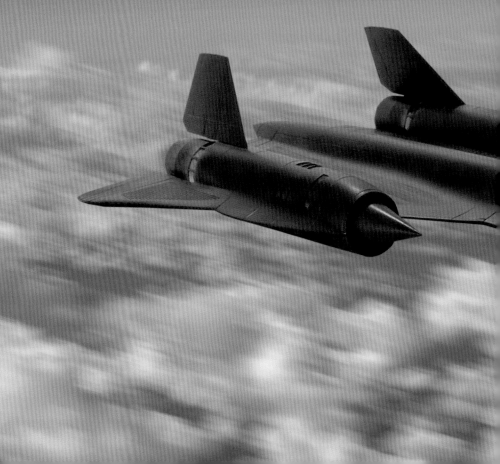

新概念武器

xīn gài niàn wǔ qì

新概念武器在基本原理、作战方式、杀伤力方面与传统武器有着本质区别。目前处于探索阶段，是随着科学技术的发展而发展的武器，具有创新性、高效性、时代性等特点，包括隐形飞机、激光武器、电磁炮、微波武器等。

隐形飞机

隐形飞机是一种采用隐形外形技术和隐形材料技术制造而成的飞机，能够减少或消除雷达接收到的有用信号，让雷达尽量侦察不到飞机。隐形飞机是军事机密之一，应用了最新的技术和材料。为了实现"隐形"，隐形飞机必须牺牲一些技术性能，所以在速度方面，隐形飞机远远低于普通战机。

武器小知识

歼-20隐身战机是中国航空工业研制的一款具备高隐身性、高态势感知、高机动性的隐形第五代制空战斗机。该机将担负中国空军未来对空、对海的主权维护任务。

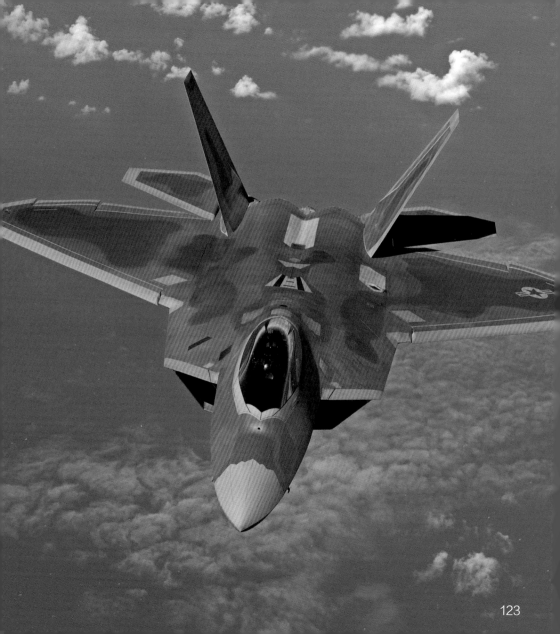

隐形战舰

隐形战舰是一种新型军舰，不仅使用新型舰体构成材料和涂料，还注重舰艇的总体外形设计，用雷达、声呐、红外探测器等现代化探测装置探测不到或很难探测到它，俗称"海上幽灵"。由于现代军舰是一种复杂的武器，配备有很多电子设备，军舰上天线林立，所以目前还无法做到完全隐身。

武器小知识

再优秀的隐形战舰，也会露出破绽。2006年7月14日晚，以色列一艘萨尔–5级隐形战舰在距黎巴嫩海岸16千米处的水域执行任务时被黎巴嫩武装部队发现，受到了导弹伏击，被重创。

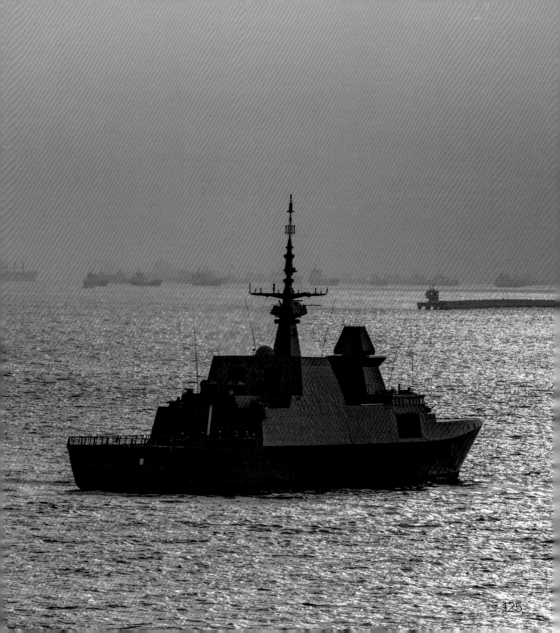

隐形导弹

隐形导弹是改变己方武器装备各种可探测的信息特征，降低被敌方探测系统发现的可能性的导弹，作战距离为几十到几千千米，是空中的"无形杀手"。根据其军事用途，可分为隐形巡航导弹、隐形远程空空导弹和隐形红外照明弹；也可根据作战性质分为空战格斗导弹、对地攻击导弹、海战反舰导弹等。

武器小知识

2011年，法国海军的17艘新型护卫舰开始装备隐形导弹。这种导弹能自动识别目标，自行飞行200多千米，还能在距地面不到100米的低空飞行，以躲避雷达。在当时，空气动力学家兰·加伍德表示这是世界上最聪明的巡航导弹。

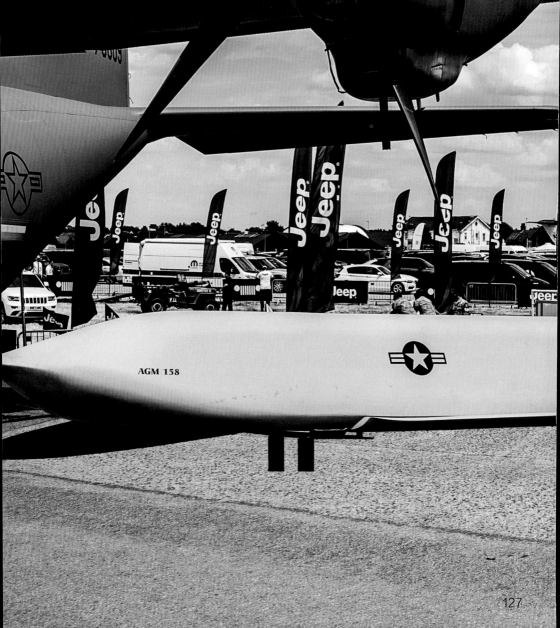

激光武器

激光武器是高技术新概念的定向能武器,利用定向发射的激光携带的巨大能量对远距离目标进行射击或用于防御导弹,能摧毁或杀伤敌方的导弹、飞机、卫星和人员等,具有快速灵活、精度高、持续作战力强和抗电磁干扰等优点,但容易受极端天气影响。根据作战用途,可分为战术激光武器和战略激光武器。

武器小知识

2010年7月19日,美国雷神公司播放了一段简短的视频,视频内容是一架在空中飞行的无人机突然变成一团火球,落入海中。雷神公司负责人称这是一次真实的试验,视频展示的就是美国海军的激光武器系统。

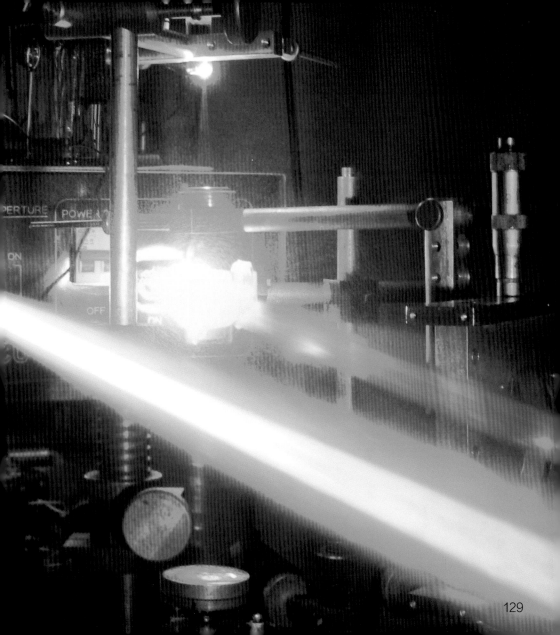

微波武器

微波是一种高频电磁波，微波武器一般包括微波发生器、定向发射天线等，是一种利用高能量的电磁波辐射干扰军事目标和武器，使目标失去作战能力的光电设备。微波武器可干扰的目标有卫星、弹道导弹、巡航导弹、舰艇、坦克、飞机、通信系统及雷达、计算机设备等。目前，国外的微波武器已发展到了实用阶段。

武器小知识

第二次世界大战时期，德国便开始研究如何用电磁波作为武器，并取得了一些成果。后来，德国将这些研究成果通过潜艇送到日本。然而日本当时自身技术实力不强，直到战争结束，日本人还是没有取得任何实质性进展。

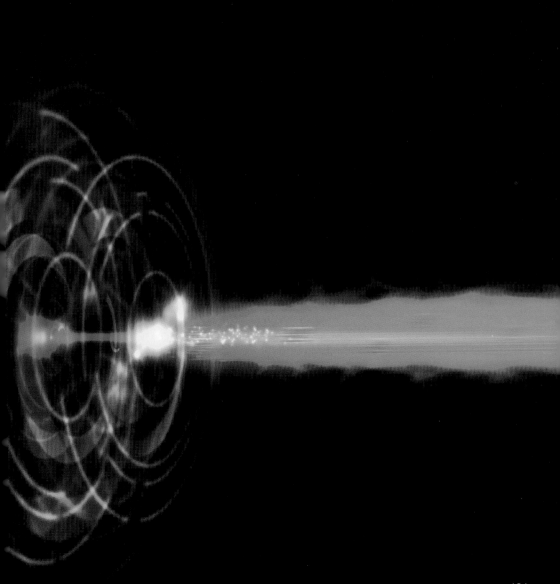

动能拦截弹

动能拦截弹是由助推火箭和作为弹头的动能杀伤飞行器组成的。这种武器系统可借助动能杀伤飞行器高速飞行时所产生的巨大动能,通过直接碰撞摧毁目标,可用于导弹防御和反卫星任务。自从20世纪80年代实施"战略防御计划"以来,美国为导弹防御系统研制了多种动能杀伤飞行器。

武器小知识

2017年5月30日,美军宣布成功完成了一次洲际导弹拦截试验,这也是其陆基中段系统第一次进行洲际导弹的拦截测试。这次拦截试验超越了之前所有的试验,也显示了当时美国在这一领域的领先地位。

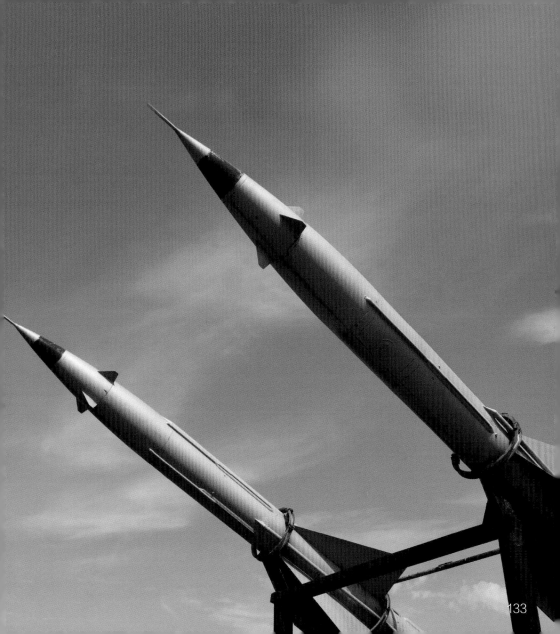

电磁炮

电磁炮是一种利用电磁发射技术制成的武器，主要包括能源、加速器和开关等组成部分。电磁炮利用电磁力对金属炮弹进行加速，能够大幅度提高炮弹的速度和射程，射程可达200千米。电磁炮可分为重接炮、轨道炮、电热炮及线圈炮。电磁炮曾经是美苏冷战时美国"星球大战"军备计划的重点项目。

武器小知识

2015年，网络上曝光一段英国BAE系统公司为美国海军研制的电磁炮的测试视频。电磁炮具有速度快、精度高等优点。这种电磁炮射出的炮弹好像一根大钉子，能够轻易地将水泥板、汽车打穿，威力很大。

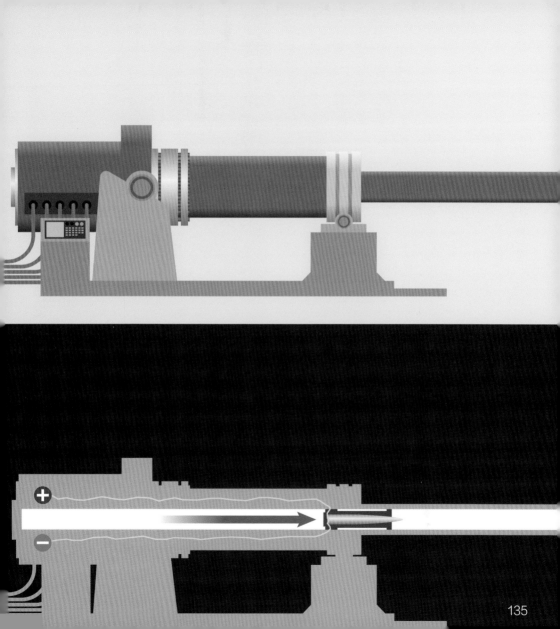

军用机器人

军用机器人指为了军事目的而研制的自动机器人,可用于物资运输、搜寻勘探、实战进攻等方面,使用范围很广。20世纪70年代后,随着人工智能技术的快速发展,第三代智能机器人诞生,这更激发了世界各国开发智能军用机器人的热情。美国已将100多种军用机器人列入研制计划。

武器小知识

美国将一种名叫"曼尼"的机器人用来装备陆军,这种智能机器人身高1.8米,不仅会行走、蹲伏,还能呼吸、排汗,专门用于防化侦察和训练。它内部安装的传感器能感测到微量的化学毒剂,还能探测出毒剂的性质。

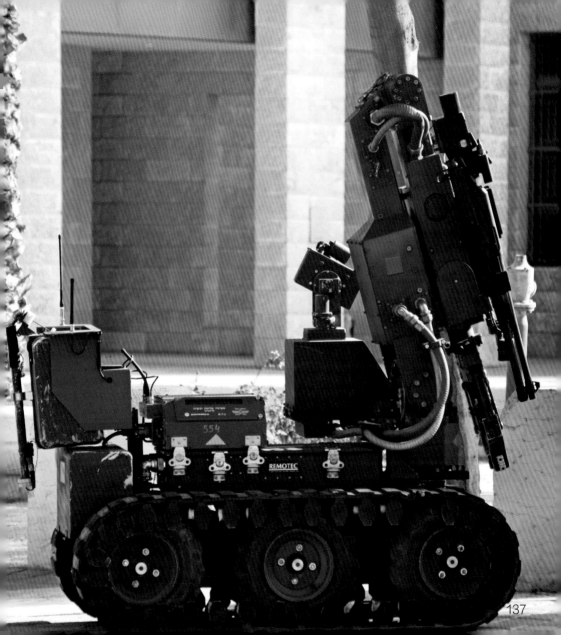

计算机病毒

计算机病毒是一个程序、一段可执行码，能自我复制、互相传染，以破坏计算机功能或数据，影响计算机使用，具有传播性、感染性、潜伏性、隐蔽性、破坏性等特点。计算机病毒武器指应用于军事目的的计算机病毒。随着计算机在军事装备和武器系统中的应用，计算机病毒作为武器使用的威力越来越大。

武器小知识

使用计算机病毒作战就是通过某种手段或途径把计算机病毒投放到敌方计算机里，使其不能正常工作。

000000C, 0x00000002, 0x00000000,

gv3.sys - Address F86B5A89 base at F86B5000, Da

Beginning dump of physical memory
Physical memory dump complete.
Contact your system administrator or technical support grou
assistance.

互动小课堂

扫一扫 听一听

小朋友们，读了这本书，你对武器了解多少了呢？认真看一看下面这些图片，说出它们的名字吧。

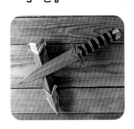
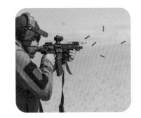
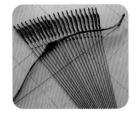

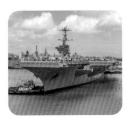
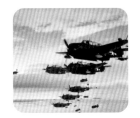
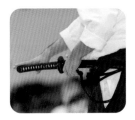

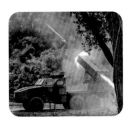
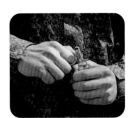
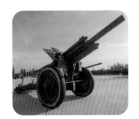

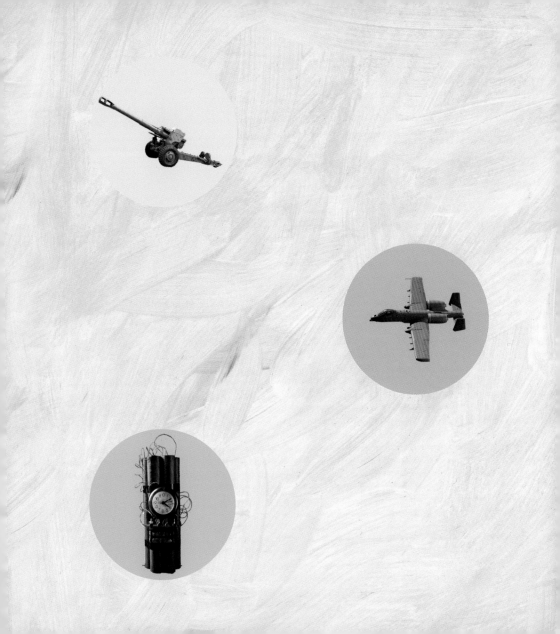

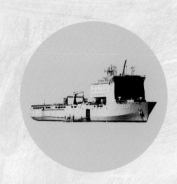

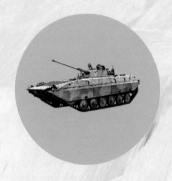

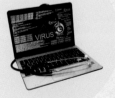